Andreas R. Batlogg
Durchkreuzt

Gewidmet:

Prof. Dr. med. Dr. phil. Fuat S. Oduncu,
meinem Lebensretter

*

Prof. Dr. med. Monika Fröschl
15. 3. 1959 – 8. 3. 2018

*

Dr. med. Willy Höchter

*

PD Dr. med. Roland Ladurner,
Dr. med. Norah Al Arabi,
Prof. Dr. med. Klaus Hallfeldt,
meinen Chirurgen.

Es gibt sie: menschliche, mitfühlende Ärzte!

Inhaltsverzeichnis

Vorwort

Am Anfang standen zwei kleine Texte, veröffentlicht in der Zeitschrift »Christ in der Gegenwart« (Freiburg), kurz vor Weihnachten 2017 (»Ich bin für dich da!«) und unmittelbar vor Ostern 2018 (»Wie neugeboren«). Sie stießen auf Resonanz. Von Freunden und Bekannten, aber auch von mir unbekannten Leserinnen und Lesern erhielt ich viele Zuschriften und E-Mails. Als ich den zweiten Text auch auf Facebook postete, löste das eine richtige Welle aus. Hatte ich den Ton getroffen?

Eine »Witterung« (Hugo Rahner SJ) nahmen auch Brunhilde Steger, Lektorin, und Gottfried Kompatscher, Leiter des Tyrolia-Verlags (Innsbruck-Wien), auf und ermutigten mich, meine Erfahrungen in Buchform darzulegen. Ich wendete damals ein: Aber ich stehe doch bestenfalls in der Mitte meiner Krankheit! Von Verlagsseite hieß es: »Sie müssen das Buch während der Behandlung schreiben, nicht aus dem Rückblick.« Ein Arzt sah das auch so. Schreiben sei wie eine Therapie.

Krankheitsgeschichten sind austauschbar. Wenn meine Art und Weise, über meine Erkrankung nachzudenken, Fragen aufzuwerfen, nach Hoffnungsworten zu suchen, anderen helfen kann, mit sich und ihrer Erkrankung besser zurechtzukommen, dann hat dieses Buch einen Sinn. Die Diagnose hat vieles durchkreuzt. Aber auch Neues ermöglicht.

München, 4. Oktober 2018   *Andreas R. Batlogg SJ*

1.
(K)Ein Tag wie jeder andere

München im September, ein wunderbarer Herbsttag. Das Datum prägte, ja brannte sich mir ein. Denn es veränderte alles, schlagartig, »out of the blue«, wie die Amerikaner sagen: 25. September 2017, Darmspiegelung bei einem Gastroenterologen. Drei oder vier Jahre vorher war ich nach einer Reise schon einmal bei einem Internisten gewesen. Ich kannte die Prozedur. Ohne große Vorahnung oder ernsthafte Befürchtungen ging ich in die Arztpraxis, die mir ein Freund empfohlen hatte: »Der Doktor ist Jesuitenschüler, du kannst ihm vertrauen!«

Schon wegen der Lokalanästhesie sind die meisten Patienten ein wenig aufgeregt. Aber man bekommt nicht viel mit, wacht wieder auf – und fährt nach Hause: per Taxi oder mit öffentlichen Verkehrsmitteln, vorsichtshalber. Als ich wieder bei Bewusstsein war, fühlte ich mich nicht unwohl – und wartete auf das Arztgespräch. In der Hoffnung, für die in den letzten Monaten aufgetretenen Beschwerden eine plausible Auskunft zu erhalten.

Ich sehe den Doktor noch vor mir, es ist wie gestern: »Die Ursache für Ihre Probleme sind gefunden. Leider ist es ein bösartiger Tumor, ziemlich groß.« Mehr als ein »So!« brachte ich zunächst nicht heraus. Nach einer ersten Schrecksekunde dann: »Und was bedeutet das?« »Ich organisiere für Sie einen Termin im Klinikum Neuperlach, gleich morgen.« Ein kurzer Telefonanruf genügte. »Ihnen steht eine größere Operation bevor, vielleicht auch Chemotherapie.« So etwas sitzt! »Wie stehen meine Chancen?« »Darmkrebs ist sehr gut erforscht. Die Aussichten, dass Sie das alles überleben, stehen sehr gut. Es gibt hervorragende Ärzte auf diesem Gebiet.«

Krebs! Einmal ausgesprochen – auf mich zugesprochen, verändert das alles. Krebs: Wuchtig ist dieses kleine Wort, bedrohlich, dunkel. Das ist also die Zäsur in meiner Lebensgeschichte? Die erste Gefühlslage reichte von: »Das war's!« bis »Kämpfen!« Ich dankte dem Arzt für seine Offenheit. Ein halbes Jahr später – wir sind inzwischen befreundet – fragte ich ihn bei einem Abendessen, wie er Patienten mit solchen Diagnosen konfrontiert. Er meinte: »Ich mache schon Unterschiede. Wenn ich den Eindruck habe, jemand verkraftet so etwas nicht, sage ich: Da gibt es noch einiges abzuklären. Bei dir hatte ich den Eindruck, ich kann gleich mit der Wahrheit herausrücken.«

Benommen verließ ich die Praxis. Mit wirren Gefühlen. Bevor ich ein Taxi bestieg, betrachtete ich die Bäume an der belebten vierspurigen Straße, die bunten Blätter, die Herbstsonne. Als wäre es das erste Mal! Wie lange noch?, durchzuckte es mich.

Dann versuchte ich, mich zu sortieren: Wen soll ich jetzt anrufen? Meine Eltern? Mein Vater hatte einige Monate vorher einen Gehirnschlag erlitten. Das wäre jetzt keine gute Idee, die regen sich daheim nur auf. Und Näheres wusste ich ja noch nicht. Der mir am nächsten stehende Mitbruder in St. Michael, meiner Kommunität, war nicht erreichbar. So war es ein Jesuit in Frankfurt, der mich seit einigen Monaten beim Verfassen eines Buches über Papst Franziskus beriet. »Andreas, ich bete für dich!« Was mir Michael sonst noch sagte, weiß ich gar nicht mehr. Aber die Versicherung, für mich zu beten, war in diesem Moment ein Trost. Gleichzeitig hatten seine Worte etwas Schweres und Ernstes an sich. Ausweichen lässt sich einer solchen Diagnose nicht. Verdrängen, ignorieren geht auch nicht. Auf einen selber wirkt sie so brutal wie auf andere, die davon erfuhren oder denen ich davon erzählte, besonders auf Nahestehende.

Zurück in meiner Kommunität, setzte ich mich zuerst im Garten von St. Michael nieder: der erste Innenhof mit Renaissance-Fassade in Deutschland, 1583 bis 1597 mit der Michaelskirche gebaut. Späte Nachmittagssonne. Es war mittlerweile 17 Uhr. Es rumorte in mir. Bald würden mich die Mitbrüder fragen: Alles in Ordnung? Nichts mehr war in Ordnung. Würde denn jemals wieder alles so sein können wie zuvor?

Abends bat ich meine Oberen – den Pater Superior, den Pater Minister – und den mir am nächsten stehenden Mitbruder zu einem Gespräch: »Ich habe Krebs.« Und schon konnte ich nicht mehr weitersprechen. Die Stimme brach mir. Wir vereinbarten, dass ich erst die nachfolgenden Untersuchungen abwarten solle, bevor wir die anderen Kommunitätsmitglieder informieren und dann die Ordenszentrale verständigen würden. Wir tranken noch einen Schnaps. Alles war plötzlich irgendwie anders. Ins Bett ging ich mit bangen Fragen.

2.
»Sagen Sie alle Termine
für ein Jahr ab!«

Tags darauf fuhr ich nach Neuperlach, wo es ein modernes städtisches Klinikum gibt. Der Navigator zeigte die Entfernung an: dreizehn Kilometer. Je näher ich dem Spital kam, desto mulmiger wurde mir. Vielleicht war alles ein Irrtum? Würde sich die Diagnose als falsch herausstellen? Eine verwegene Hoffnung, ein blöder Gedanke! Aber es meldet sich viel, um die Wirklichkeit nicht in ihrer ganzen Breite wahrnehmen zu müssen. Man möchte die Uhr zurückdrehen und die letzten vierundzwanzig Stunden ungeschehen machen!

Nach der Anmeldung musste ich warten. Dann saß ich dem Chefarzt gegenüber. Nach einem kurzen Gespräch – ich spürte, dass er Bescheid wusste – untersuchte er mich und bestätigte schon bald die Diagnose seines Kollegen in Neuhausen.

»Was machen Sie beruflich?« »Ich bin Chefredakteur einer Monatszeitschrift, werde aber mit Jahresende nach siebzehn Jahren aufhören und eine Sabbatzeit antreten.« Dann der nächste Hammersatz, wuchtiger noch als die Diagnose vom Vortag: »Sagen Sie alle Termine für ein Jahr ab! Sie werden sich darauf einstellen müssen, dass die Behandlung mehrere Monate dauert. Und danach kommt eine Reha.« Meine naive Vorstellung, dass da etwas aus mir herausoperiert würde und dann alles wie gewohnt weitergeht, wurde daraufhin schlagartig zerstört: »Nach der Operation werden Sie einen künstlichen Darmausgang gelegt bekommen. Da der Tumor günstig liegt, bestehen gute Aussichten, dass er nach einigen Monaten rückverlegt werden kann und Sie den Anus praeter nicht für den Rest Ihres Lebens benötigen. Tausende Menschen müssen lebenslang damit leben.«

Mein Flug nach Tel Aviv war bereits gebucht. Vom 19. Dezember an sollte ich bis Ende Februar in Jerusalem im Päpstlichen Bibelinstitut unweit des King David Hotels den ersten Teil meines Sabbaticals verbringen. (Tags darauf stornierte ich den Flug.) Was der nächste Schritt sei, fragte ich. Nach der Koloskopie sollte eine Computertomografie Aufschluss geben über Details, die abzuklären waren. »Ich fliege in drei Tagen für eine Woche nach Rom. Kann ich das noch machen oder soll ich die Reise absagen?« »Fliegen Sie, aber vereinbaren Sie vorher den Termin für die Untersuchungen. Wir müssen abchecken, ob der Tumor schon gestreut hat.« Das Wort Metastasen fiel nicht. Aber es war unsichtbar da und schwebte wie ein Damoklesschwert über mir.

Als ich das Klinikum verließ und aufs Auto zusteuerte, durchzuckte es mich: Und hier werde ich monatelang zubringen müssen! Plötzlich wirkte der riesige Komplex auf mich wie eine Krake, bereit, mich zu verschlingen. Für wie lange? Ich war benommen, wie am Nachmittag zuvor, jetzt aber mit der Gewissheit versehen: Du hast Krebs, vergiss alles andere! Würde mir das gelingen?

Sofort meldeten sich Fragen: Wie ist das mit der für Ende Oktober geplanten Übergabe an meinen Nachfolger? Wie sollte ich nach der Woche in Rom einen neuen Redakteur einarbeiten? Fragen über Fragen. Sie kamen, überfallsartig – wie bei einem, der auf einem sinkenden Schiff versucht zu retten, was zu retten ist, und dabei ganz unsinnige Aktionen startet.

Dass ich nicht mehr oder nur mehr eingeschränkt würde arbeiten können, das realisierte ich in diesen ersten Tagen nach der Diagnose nicht. Es ist viel, was schlagartig auf einen einpurzelt. Im Rückblick kann ich mich an manches nur mehr dunkel erinnern, was mir in diesen ersten Tagen durch den Kopf schoss. Die innere Erschütterung, dass ich jetzt selber in einer Lage bin, die ich bisher nur als Priester oder als Angehöriger erlebte, macht sprachlos und lässt manchmal verstummen. Szenarien wandern im Kopf auf und ab, Bilder kommen hoch – und je mehr Menschen davon erfuhren, desto deutlicher wurde mir bewusst, dass »der Helfer« jetzt selber Hilfe braucht, weil er von Tag zu Tag hilfloser werden wird. Es ist, als säße man in einem Zug, der auf einen Abgrund zufährt. Man weiß, dass nicht gebremst wird – und bleibt trotzdem wie gelähmt sitzen.

3.
»Ich bin für dich da!«

Auf dem Rückweg nach St. Michael stoppte ich nach einiger Zeit am Straßenrand. Ich rief einen Freund an, der im Beirat der »Stimmen der Zeit« saß, den ich vor einigen Jahren installiert hatte. Fuat ist Onkologe und Hämatologe, er lehrt als Professor an der Ludwig-Maximilians-Universität München (LMU). Nach dem medizinischen Doktor hat er an unserer Jesuitenhochschule auch in Philosophie promoviert. Ich erreichte ihn gleich. »Kann ich mit dir sprechen oder bist du bei Patienten?« »Was ist los, Abuna?« Die respektvolle Anrede Abuna (arabisch / aramäisch für »Vater« oder »Pater«) verwendet er gern. »Fuat, ich habe Krebs, ich komme gerade aus Neuperlach, ich soll sehr bald operiert werden. Ich bin kommende Woche noch in Rom, dann geht es los mit den Untersuchungen.« Erneut brach mir die Stimme.

Dann hörte ich die wunderbaren Worte: »Abuna, seit der Taufe meines Sohnes bist du mein Bruder. Jetzt bin ich für dich da! Ich rufe dich heute Abend an.« Da sind mir zum ersten Mal die Tränen runtergelaufen, wie einem Kind. Ein richtiger Sturzbach! Ich spürte: Es steht ernst um mich. Aber da ist jemand, der mich nicht allein lässt.

Der Rückruf kam kurz nach 21 Uhr, ich saß mit einem Mitbruder zusammen. Fuat bot an, sofort zu kommen. Er wohnt in Pasing, ich in der Innenstadt. Ich wehrte ab: »Jetzt kannst du doch nichts machen.« Und dann noch einmal:

»Ich bin für dich da! Du kannst dich auf mich verlassen! Mach in Neuperlach die Untersuchungen, dann ziehen wir deinen Fall an die Uni-Klinik: Ich übernehme die Behandlung und arrangiere alles, zuerst Strahlen- und Chemotherapie, dann erst eine OP. Du wirst sehen: Es wird alles gut!«

Tröstete das? Ich ging jedenfalls beruhigter schlafen als am Vortag. Aber wieder mit Tausenden Gedanken im Kopf. Die Diagnose, die ersten Gespräche, die Frage, wie der Abschied bei der Zeitschrift sein würde, die Frage, wen ich jetzt (und wie) verständigen sollte – all das klopfte an. Lawinenartig. Meinen Eltern wollte ich erst nach der Romreise und nach der Computertomografie etwas sagen. Ich ging eine Reihe von Freunden und Verwandten in meinem Kopf durch und überlegte, was ich wem wann sagen sollte. Noch wusste ich ja noch nicht, wie meine Überlebenschancen stehen. Unnötig beunruhigen wollte ich niemanden. Aber eine offensive Informationspolitik schien mir geboten. Keine Geheimniskrämerei. Denn ich würde ja auf Monate hinaus – publizistisch gesehen – nicht in Erscheinung treten können.

Noch im Oktober fasste ich die damaligen ersten Eindrücke zusammen. Daraus wurde der Text »Weihnachten: ›Ich bin für dich da!‹«, den ich Johannes Röser, dem Chefredakteur der Zeitschrift »Christ in der Gegenwart«, anbot und der dann, redaktionell leicht bearbeitet und etwas gekürzt, unter dem Titel »Ich bin für dich da!« kurz vor Weihnachten veröffentlicht wurde[1].

---

1 Andreas R. Batlogg, Ich bin für dich da!, in: Christ in der Gegenwart 69 (2017), 568.

Ich bin für dich da!

Weihnachten hat für mich in diesem Jahr im Herbst begonnen. Der 25. September schreibt sich ein in meine Lebensgeschichte. Nach einer Darmspiegelung eröffnete mir der Arzt an diesem sonnigen Münchener Herbsttag: »Die Ursache für die Probleme ist gefunden. Leider ist es ein bösartiger Tumor.« Ein Satz, der das Leben verändert. Auf dem Weg zum Taxistand am Rotkreuzplatz fragte ich mich: Wen soll ich anrufen? Meine Eltern? Einen Mitbruder? Es war dann ein Jesuit in Frankfurt/Main.

Am nächsten Tag im Klinikum Neuperlach der nächste Schock: »Sagen Sie alle Termine für ein Jahr ab.« Aus meinem Sabbatjahr nach dem Ausstieg bei den »Stimmen der Zeit« wird also nichts! Zwei Monate in Jerusalem — nicht mehr möglich, USA — abgesagt.

Auf dem Rückweg in meine Kommunität telefonierte ich mit einem Freund. Er ist Onkologe und Hämatologe in der Uniklinik. Und hörte den wunderbaren Satz: »Jetzt bin ich für dich da!« Einige Monate vorher hatte ich seinen heiß ersehnten Sohn getauft — jetzt, so der Arzt, sei er dran. Ich sei jetzt sein Bruder. Da sind mir zum ersten Mal die Tränen runtergelaufen.

»Ich bin für dich da.« Das ist nicht nur ein Satz, der über die ersten dunklen Gedanken hinweghilft,

in schwierigen Zeiten. Es ist auch ein weihnacht-
licher Satz. Inkarnation, Menschwerdung Gottes
bedeutet eigentlich nichts anderes: Gott ließ und
lässt sich ein. Er kommt nicht, um wieder zu gehen,
wie die antiken Götter. Er bleibt. Er hat sich dieser Welt zugesagt – mit ihrer Schönheit, mit ihren
Abgründen und Widersprüchlichkeiten. Und er wird
auch mit mir sein in den nächsten Wochen und
Monaten. Darauf vertraue ich.

Gott kümmert sich. Seitdem unter der Empore der Jesuitenkirche Sankt Michael in München
wieder das Jesuskind mit der Weltkugel ange-
leuchtet wird, darunter das IHS-Monogramm,
richte ich mich am Altar bewusst darauf aus: IHS
– Iesum Habemus Socium, »Wir haben Jesus zum
Gefährten«! Das ist nicht nur eine abstrakte Aus-
sage über die Spiritualität eines Jesuiten. Das ist
auch die Weihnachtsbotschaft, im Telegrammstil
sozusagen. Ein Leitwort, das tröstet, das hält, das
aufbaut.

Gott ist für uns da. Das Kind in der Krippe, so
machtlos, klein, schutzlos, so religiös verkitscht es
daliegt, garantiert dafür. Jahr für Jahr können wir
uns das vor Augen halten, feiern. Das ist doch das
Größte: Wir sind nicht allein (gelassen). Gott ist
mit uns. Immanuel!

Der Text fasste die Empfindungen der ersten Tage und Wochen nach der Diagnose zusammen. Wenn ich ihn heute lese, wundere ich mich selbst, dass ich so direkt sein konnte. Aber offenbar wollte ich die ersten Eindrücke, Sorgen und Ängste irgendwie verarbeiten.

Und diese wunderbaren Worte »Ich bin für dich da!«, dem Theologen und Priester zugesprochen von einem »Laien«, wurden für mich durch all die Monate hindurch, die da kommen sollten, zu einem Trost-, ja zu einem Signalwort. Es stand immer wie ein stummer Imperativ da, in jeder Phase meiner Behandlung: »Ich bin für dich da!« Fuat, mein Arzt und Lebensretter, hatte mir diese Worte gesagt, und er meinte es immer ernst: Du kannst jederzeit mit mir rechnen!

Damit hatte er sich auch als Seelsorger erwiesen, weil er mich an die Botschaft von Weihnachten erinnerte, er, der syrisch-orthodoxe Christ: Gott ist für uns da in dem Kind, das wir an Weihnachten in der Krippe anbeten. Gott kümmert sich. Er kommt, um zu bleiben. Dass ich in diesem Freund sozusagen die leibhaftige, die greifbare Umsetzung dieses Wortes erlebte, das hat mir in diesen Monaten immer geholfen – und im Übrigen mein Vertrauen auf Gott gestärkt. Immanuel – Gott mit uns: Das tröstet, das stärkt, das hilft.

4.
Rom – das letzte Mal?

Den Flug nach Rom trat ich an. Auf das Treffen mit Kardinal Walter Kasper, den ich einige Wochen vorher in seinem Elternhaus im Allgäu getroffen hatte, wollte ich wegen des Papstbuches nicht verzichten. Auch mit Annette Schavan, der Botschafterin Deutschlands beim Heiligen Stuhl, hatte ich mich verabredet und war am 3. Oktober zum Empfang aus Anlass des Tags der deutschen Einheit eingeladen. Abgesehen von österreichischen und deutschen Mitbrüdern in Rom und den Kollegen von der »Civiltà Cattolica«, bei denen ich seit über zehn Jahren ein bis zwei Mal pro Jahr nächtigte – ein idealer Standort nahe der Spanischen Treppe, zehn Minuten Fußweg zur Gregoriana, der Päpstlichen Jesuitenuniversität.

Antonio Spadaro SJ, Direttore der renommierten Jesuitenzeitschrift, wird von Journalisten als enger Papst-Vertrauter angesehen. Er musste einen Tag nach meiner Ankunft zu einer Konferenz nach Washington fliegen. Aber wir haben uns noch kurz getroffen und ausgetauscht. Über meine Erkrankung hatte ich ihn vorab informiert. Seit unserem Gemeinschaftsprojekt, dem im August 2013 von Antonio mit den Fragen von dreizehn Kolleginnen und Kollegen geführten ersten ausführlichen Interview mit Papst Franziskus, das wir am 19. September zeitgleich in dreizehn Sprachen auf den Websites der europäischen Kulturzeitschriften des Ordens veröffentlicht hatten, standen wir in engem Kontakt[2]. Antonio ist ein absoluter Franziskus-Fan, Journalisten zählen ihn zu den »spin-doctors« des Papstes, wenn nicht zu seinen Ghostwritern. Aber darüber redet er nicht. Ich verstehe das. Erst seit kurzem gehört er bei Papstreisen zur offiziellen Entourage, mehrere Jahre war er fast auf jeder dabei, ohne offiziell als Journalist akkreditiert zu sein oder zum päpstlichen Gefolge zu gehören. In Italien ist er mittlerweile *das* Gesicht der Jesuiten – und sogar über den italienischen Stiefel hinaus.

Freundlich wurde ich empfangen, wie immer. Die ersten drei Tage verließ ich die Kommunität nur kurz, um mir die Füße zu vertreten. Im 16. Jahrhundert als kleines Landhaus der Familie Orsini auf dem Gebiet der antiken Horti Lucullani erbaut, immer wieder erweitert, 1827 vom bayerischen König Ludwig I. erworben, fünfzig Jahre später im Stil des romantischen Historismus umgebaut, haben die Jesuiten die Villa Malta nach dem Zweiten Weltkrieg gekauft und zum Redaktionssitz gemacht.

Ich hatte im August die Einladung Antonios angenommen, einen Artikel über die Bundestagswahlen und die Regierungsbildung zu schreiben. In München war ich damit nicht fertig geworden. Ich schrieb eifrig an dem Beitrag über die damals zu erwartende Koalitionsregierung

---

2 Zur Entstehungsgeschichte vgl. »Eine neue Lektüre des Evangeliums«. Einführung von Andreas R. Batlogg SJ, in: Antonio Spadaro, Das Interview mit Papst Franziskus. Hrsg. v. Andreas R. Batlogg. Freiburg 2013. – Die englische Übersetzung aus dem Online-Journal »Thinking faith« wurde von der amerikanischen Jesuitenzeitschrift »America« übernommen, die spanische aus »Razón y fe« (Madrid) von »Mensaje« (Chile) und »Sic« (Venezuela).

aus CDU/CSU, Grünen und FDP, die nach einigen Wochen Sondierungen leider überraschend platzte[3].

Kurze Streifzüge über die Piazza di Spagna mussten vorerst genügen. Ich genoss die Herbstsonne. Aber immer begleitet von der Hintergrundfrage: Wie lange noch? Bin ich zum letzten Mal in Rom? Solche Fragen kommen hoch, automatisch. Man wird sie nicht los.

Seit Donnerstag war ich hier. Am Samstag kam Astrid aus Venedig angereist, um sich von mir fünf Tage durch die Stadt führen zu lassen. Die Studienleiterin an der Katholischen Akademie in Bayern war Mitarbeiterin der »Stimmen der Zeit« auf Honorarbasis. Als ich auf die Stazione Termini zusteuerte, überlegte ich, wann und wie ich ihr von meiner Untersuchung und dem Ergebnis berichten sollte: Warten bis zum Ende? Oder gleich damit herausrücken? Ich wusste, dass sie voller Erwartung auf die Ewige Stadt war und die verschiedenen Begegnungen, die wir anvisiert hatten. Weil ich noch etwas grübelte, bemerkte ich nicht, dass ihr Zug bereits eingetroffen war. Plötzlich stand sie vor mir. Ich bot an, zuerst an der Piazza della Repubblica einen Espresso zu trinken.

Nachdem ich mir ihre Eindrücke von der Biennale hatte schildern lassen, für die bei uns seit vielen Jahren regel-

---

3 Vgl. Andreas R. Batlogg, Le elezione parlamentari in Germania, in: La Civiltà Cattolica 168 (2018), no. 4016, 153–165. Mit meiner Prognose, was die Koalitionsvariante »Jamaika« betraf (»Nero-giallo-verde per la bandiera nero-rosso-oro: questo è il risultato delle elezioni parlamentari in Germania. La cancelliera precedente sarà certamente anche la prossima: Angela Merkel.«), irrte ich leider. Nur die Kanzlerin hieß wieder Angela Merkel.

mäßig Friedhelm Mennekes SJ berichtete[4], sagte ich ihr, ich müsse ihr etwas Unerfreuliches mitteilen. »Leider hat die Darmspiegelung ergeben, dass ich einen bösartigen Tumor habe, ich muss, sobald ich aus Rom zurück bin, eine CT machen, um abzuklären, ob er bereits gestreut hat und ich Metastasen habe. Eine Operation steht mir bevor, vielleicht Chemotherapie. Nächste Woche muss ich aus der Redaktion vorzeitig ausscheiden.« Das saß! »Ich will dir nicht die Laune verderben, aber fünf Tage herummogeln, das kann ich nicht. Sorry.« Stille. Schon kleinste Pausen wirken in solchen Momenten wie eine Ewigkeit. Es kommt vor, dass auch Astrid zunächst sprachlos ist. Dann schob ich vorsichtig nach: »Machen wir das Beste draus und genießen jetzt Rom.«

Und das taten wir dann auch: schöne Spaziergänge und ein Streifzug durch den Park der Villa Borghese, Besuche bei Jesuiten. Die Dachterrassen der verschiedenen Jesuitenhäuser faszinierten sie sehr. Von der Gregoriana wie auch von der Villa Malta aus hat man den Komplex des Quirinalpalastes zum Greifen nahe. Auch das monströse Nationaldenkmal für Vittorio Emmanuele II., im Volksmund auch abschätzig *macchina da scrivere* (Schreibmaschine) oder wegen seines weißen Marmors *torta nuziale* (Hochzeitstorte) genannt, liegt einem zu Füßen.

Beim Empfang in der Botschaft, wo auch Andrea Riccardi, der Gründer der Laiengemeinschaft Sant'Egidio kurz

---

4 Vgl. zuletzt: Friedhelm Mennekes, Neue Körperimaginationen. Die 57. Biennale von Venedig 2017, in: Stimmen der Zeit 235 (2017), 768–780.

vorbeischaute[5], traf ich den Journalisten und Politologen Jürgen Erbacher vom ZDF. Sein Blog »Papstgeflüster« bietet oft ebenso wichtige wie originelle Hintergrundinformationen und Einschätzungen. Wir sprachen im Blick auf den fünften Jahrestag der Wahl im März 2018 kurz über unsere beiden entstehenden Papstbücher. Annette Schavan war, wie immer, eine charmante Gastgeberin – die Bildungspolitikerin und ehemalige Bundesministerin hat der Botschaft in Rom ein ganz neues inhaltliches Profil gegeben. Die Villa an der Via dei Tre Orologi ist zu einem Treffpunkt der intellektuellen Auseinandersetzung geworden, und oftmals hat Schavan hier Kardinäle oder Bischöfe zusammengeführt, die sich sonst wenig zu sagen haben.

Mein 55. Geburtstag tags darauf fing ganz speziell an: Um 8 Uhr morgens, als ich mir einen zweiten Espresso holen wollte, stand Astrid vor meiner Zimmertür. »Wie bist du denn ins Haus reingekommen?« »Weiblicher Charme! An der Rezeption saß eine Dame – die sah gleich: Es ist wichtig!« Eine Torte mit brennenden Kerzen hielt sie in der Hand, dazu ein kleines Geschenk. Welche Überraschung! Mittags durfte ich sie zum Pranzo mitbringen. Dabei wurde ich am Ende des Essens wieder mit drei Torten mit der Aufschrift »Auguri«, Schnaps und Cognac überrascht, was mich freute und gleichzeitig irritierte, weil ich ja nur Gast war und nicht zur Kommunität gehörte. Antonio hatte das

---

5   Vgl. Andreas R. Batlogg, Die Optimisten von Sant'Egidio. Zum Profil einer christlichen Gemeinschaft mit weltweitem Einfluss, in: Stimmen der Zeit 229 (2011), 613–628; italienische Teilübersetzung (»Sant'Egidio: Profilo di una communità cristiana«) in: La Civiltà Cattolica 161 (2011), no. 3874, 369–379.

von Washington aus organisiert. Abends gingen wir mit Paul, einem österreichischen Jesuiten, der gerade als Dozent an der Gregoriana begann, in einem Restaurant unweit der Piazza della Venezia essen – ein entspannter, heiterer Abend, der letzte in Rom.

Natürlich stand der ganze Tag – unausgesprochen – unter einem besonderen Stern: Würde das vielleicht mein letzter Geburtstag sein? Was, wenn CT oder MRT in der kommenden Woche Metastasen zutage fördern würden? Wie viel Zeit bliebe mir dann noch?

Vielleicht ist ja Ironie manchmal ein adäquates Mittel, um Unvermeidliches irgendwie zu benennen, zu verarbeiten oder überhaupt ins Wort zu bringen. Auf dem Weg zur Botschaft war mir unweit der Villa Borghese am Eingang der Porta Pinciana eine Statue von Lord Byron (1788–1824) aufgefallen. Die Inschrift des Denkmals für den britischen Dichter der englischen Romantik aus »Childe Harold's Pilgrimage« hatte es mir schlagartig angetan: »But I have lived, and have not lived in vain: My mind may lose its force, my blood is fire, And my frame perish even in conquering pain; But there is that within me which shall tire Torture and Time, and breathe when I expire.« Der Satz findet sich laut Inschrift im vierten Canto (Kap. CXXXVII) seines autobiografischen Werks, das Hector Berlioz zu der Tondichtung »Harold en Italie« inspirierte.

Ich höre mich noch zu Astrid sagen: »Das wäre doch ein Grabspruch für mich! ›Aber ich habe nicht umsonst gelebt: Mein Geist mag seine Kraft verlier'n … wenn ich sterbe.‹« Ironie oder Galgenhumor? Es war meine Weise, in dieser Woche vor den Untersuchungen Szenarien auszumalen, in die eine oder andere Richtung. Ich wusste ja nicht, welche Nachrichten noch auf mich zukommen würden.

Als wir von Paul auf die Dachterrasse der Gregoriana geführt wurden, wo Felix für einen Espresso dazustieß, mit dem ich im Frühjahr 1984 in einer Bibelschule in Israel war (ein Jahr später traten wir beiden in den Orden ein, er in Nürnberg, ich in Innsbruck), oder als uns Jörg durchs Collegio Bellarmino führte, weihte ich diese drei Jesuiten, mit denen ich befreundet bin, in meinen aktuellen Zustand ein. Es wäre mir komisch vorgekommen, wenn sie zwei Wochen später von meiner Erkrankung erfahren hätten. Aber ich bat alle drei, die Information vorerst für sich zu behalten. Es ist nicht leicht, unter dem Eindruck des ersten Schocks stehend, zu entscheiden, wen man daran teilhaben lässt und wen nicht. Oft löst eine solche Nachricht betretenes Schweigen aus. Oder aber einen Wortschwall, um die Situation zu überspielen, was die Sache noch peinlicher macht. Und außerdem: Ich wollte nicht bemitleidet werden. Aber es tat mir gut, wiederholt zu hören: »Ich denke an dich!« Oder auch: »Ich bete für dich!«

Am 5. Oktober flogen wir nach München zurück, ich mit gemischten Gefühlen, weil ich dem nächsten Arzttermin entgegensah. Weil ich das Schlernmassiv und den Brenner ausmachen konnte, gelang es mir, vom Flugzeug aus für wenige Sekunden auf Innsbruck zu schauen: Würde ich in der Krypta der Jesuitenkirche, wo ich 1991 zum Diakon geweiht worden bin, beigesetzt werden? Warum kam der Gedanke gerade jetzt? – Und schon begann der Sinkflug.

5.
CT und MRT

Am 6. Oktober hatte ich den Termin in Neuperlach. Ich war drei oder vier Stunden dort. Sie kamen mir vor wie eine kleine Ewigkeit: MRT des Unterbauches, zuvor ein Kontrastmittel. Die Fülle von Informationsbögen, die durchzulesen waren, Zustimmungserklärungen und andere Papiere, die ich unterschreiben musste, riefen Ahnungen wach, dass jetzt etwas ganz Neues, Tiefgreifendes, lange Andauerndes beginnen würde. Es gab eine weitere Untersuchung, an die ich mich aber im Detail nicht mehr erinnern kann. Der Eindruck, der zurückblieb: Die Sache zieht sich. Es wird dauern! Ich ahnte: Nichts wird mehr so sein wie vorher.

Eine sehr freundliche türkische Assistenzärztin informierte mich über die verschiedenen Schritte, die vor mir lagen. Sie wurde auch nicht ungeduldig, als ich mehrmals bat, sie möge einen Satz wiederholen. Die Ergebnisse würden in einigen Tagen in einer Tumorkonferenz besprochen, danach bekäme ich den Bericht zugeschickt. Ich deutete an, dass ich eine Zweitmeinung einholen und wohl ins Klinikum Innenstadt der LMU wechseln würde. Entgegen meiner Befürchtung hörte ich: »Das ist Ihr gutes Recht!« Fuat hatte mir bereits versichert, ein Wechsel in ein anderes Krankenhaus sei kein Problem, ich müsse mich nicht rechtfertigen. Ganz geglaubt hatte ich ihm das damals nicht.

Datiert mit 12. Oktober, erhielt ich unmittelbar vor dem nächsten Termin, den Fuat für den 13. Oktober organisiert hatte, den Bericht aus Neuperlach. Die Diagnose: »nicht stenosierendes, mäßig differenziertes Addenokarzinom, Rektum bei 9 cm p. a.« Als Procedere wurde vorgeschlagen: »primäre onkologische Resektion mit laparoskopisch tiefer anteriorer Rektumsektion und protektive Anlage eines künstlichen Darmausganges.« Therapie: Staging.

Als Stadienbestimmung (engl. *staging*) bezeichnet man jenen Teil in der Diagnostik, welcher der Feststellung des Ausbreitungsgrades eines bösartigen Tumors dient. Sie dient als Basis für die Entscheidung, welche Therapie angezeigt ist. Als »Empfehlung« las ich am Ende des Berichts: »Wir haben Herrn Dr. Batlogg am 12. 10. 2017 um 14 Uhr angerufen und über unsere Empfehlung mit der primären Operation mit tiefer anteriorer Rektumresektion informiert. Herr Dr. Batlogg hat sich eine Zweitmeinung geholt und wird im Klinikum Innenstadt der LMU eine Therapie mit neoadjuvanter Radiochemotherapie beginnen. Die Portimplantation sei bereits für morgen geplant. Wir wünschen Herrn Dr. Batlogg alles Gute und stehen bei Fragen jederzeit zur Verfügung.« Ich verstand: Fuat hatte sich bereits im Klinikum gemeldet und angedeutet, dass er eine andere Therapie – mit späterer Operation – vorschlägt.

Den letzten Teil des zwei Seiten langen Berichts verstand ich. Das Medizinerkauderwelsch davor ließ ich mir von Monika erklären, einer Freundin, die in St. Michael ehrenamtlich als Lektorin und Ministrantin wirkte. Monika war Dermatologin und Gesundheitswissenschaftlerin. Sie unterrichtete an der Katholischen Stiftungsfachhochschule München, außerdem lehrte sie auch an der TU München, wo sie eine Aids-Station aufgebaut hatte. Leider ist sie im

März 2018 bei einer Schitour tödlich verunglückt. Zwei Wochen, nachdem ich ihren Vater beerdigt hatte, musste ich mit einem Mitbruder diesen letzten Dienst für sie tun – ein schwerer Schlag für ihre Familie, für die Gottesdienstgemeinde in St. Michael, auch für mich. Bei der Beerdigung benötigte ich noch einen Rollator.

Ohne Monika wäre ich in den ersten sechs Monaten öfters verzweifelt. Sie ist mir ärztlich wie menschlich zur Seite gestanden. Ein großes Privileg, das nicht jeder hat. In der Klinik verständigte sie sich mit den behandelnden Ärzten, sie besorgte in der Apotheke Medikamente. Als sich Nebenwirkungen der Chemo zeigten, kam sie fast jeden zweiten Tag abends, um mich einzucremen und die schmerzenden Beine zu massieren. Dabei musste ich immer – seltsamerweise oder nicht – an Maria, die Schwester von Martha und Lazarus, und die Salbung Jesu in Betanien (Joh 12,1–11) denken. Das ganze Haus duftet nach dem kostbaren Öl – und Maria wird von einem der Jünger Verschwendung vorgeworfen[6]. Das Massieren bekam dadurch eine ganz eigene Stimmung. Etwas an sich geschehen lassen, dafür braucht es anfangs Überwindung. Einmal musste ich lachen. Ich

---

6 Bei Matthäus und Markus spielt sich die Szene in Betanien im Haus Simons des Aussätzigen ab: Eine namenlose Frau, die ein Alabastergefäß mit wohlriechendem (Narden-)Öl verwendet, ruft den Protest der Jünger hervor, die darin eine Verschwendung sehen (vgl. Mt 26,6–13; Mk 14,3–9). Bei Lukas spielt die Handlung im Haus eines Pharisäers, der später mit dem Namen Simon genannt wird. Die anonyme Frau wird als »Sünderin« eingeführt, sie salbt und küsst die Füße Jesu – der Pharisäer stößt sich an diesem Umgang und fragt, ob ein richtiger Prophet nicht merken müsste, von wem er sich da – das eigentliche Tabu – berühren lässt (vgl. Lk 7,36–50).

genierte mich etwas, aber eine heftige und schmerzhafte Gegenreaktion im »sensiblen Bereich« machte es einfach erforderlich. »Andreas, ich muss mir das anschauen, du musst jetzt einfach die Hose ausziehen. Ich habe das schon tausend Mal gesehen.« Auch dass Jesus, als er vom Tod des Lazarus erfuhr, den er aus dem Grab holen würde, ganz heftig weinte (vgl. Joh 11,35), bewegte mich damals sehr – und ich hoffte, Monika diesen Schmerz ersparen zu können.

Am 13. Oktober fuhr ich morgens ins Klinikum Großhadern: Eine weitere CT und die Implantation des Super-Ports unter dem rechten Schlüsselbein standen an. Im Fachjargon: operative Einpflanzung eines zentralvenösen Katheders. Da ich am Morgen zu wenig getrunken hatte, musste ich eine Stunde warten, währenddessen ich auf und ab gehend eineinhalb Liter Flüssigkeit trank. Dann erst die Röhre, die anfangs etwas unheimlich wirkt. »Tak, tak, tak«, so hörte sich das erste Geräusch an, ein anderes hatte einen dumpfen Laut. Falls man in Panik gerät oder Platzangst bekommt, kann man mittels eines Knopfes Alarm schlagen. »Alles in Ordnung?«, hörte ich einmal über einen Lautsprecher. Man ist allein mit sich, das Ganze dauert 30 bis 45 Minuten. Dieses Durchleuchten macht einen zum gläsernen Menschen.

Nervös war ich, ob ich den kleinen Eingriff rechtzeitig absolvieren könnte, da die beiden Abteilungen weit auseinander lagen. Großhadern ist riesig. Ich hatte Angst, mich zu verlaufen und fand die angezeigte Station auch nicht sofort. Aber weil sich dort einiges verschoben hatte, musste ich auch hier warten, beinahe drei Stunden. Kurz vor zwölf Uhr mittags kam ich in den kleinen Operationssaal. Selbst auf den Tisch zu steigen, mitzukriegen, wie ich mit grünen Tüchern abgedeckt wurde, war ein Neuheitserlebnis. Ich war ziemlich nervös. Gleich würde mir mit einem Skalpell in die Haut geritzt werden. Ich wurde lokal betäubt. »Haben Sie schon aufgeschnitten, ist das Ding schon eingesetzt?« »Alles schon passiert, keine Angst.« »Und wenn ich jetzt kollabiere?« »Es kann gar nichts passieren, Sie merken das gar nicht. Alles in Ordnung!«

Es war die Aufregung – das erste Mal eine kleine OP im Leben, mit 55! Der Schiunfall auf dem Hochjoch in Schruns (Montafon), als ich mir das Bein brach und drei Wochen einen Liegegips bekam, lag Jahrzehnte zurück: Im Januar 1970 – meine kleine Schwester wurde in dem Monat geboren – war ich in der ersten Klasse der Volksschule Riedenburg in Bregenz.

Schmerzfrei kletterte ich vom OP-Tisch herunter. Jetzt hatte ich also einen kleinen Kumpanen unter dem Schlüsselbein – eine tolle Einrichtung, wie ich später feststellte, denn Infusionen können so viel leichter verabreicht werden.

Auf dem Weg zurück in die Innenstadt wusste ich: Jetzt beginnt der Weg der Therapie. Ein Marsch in unbekanntes Land! Gott sei Dank wusste ich damals nicht, was alles in den kommenden Monaten auf mich zukommen würde! Durch Abtasten versicherte ich mich gelegentlich, dass der Port noch da war, ein Fremdkörper zunächst, aber ein gern gesehener »Gast«, der eben die Behandlung enorm erleichtert und mich davor bewahrte, ständig »angestochen« werden zu müssen.

6.
Kämpfen oder aufgeben?

Die Scans von MRT und CT hatten die Diagnose des Gastroenterologen bestätigt und präzisere Details über den Tumor und sein Umfeld ergeben. Das Positive daran war: Metastasen wurden keine nachgewiesen. Das war beruhigend. Und mehr oder weniger die erste erfreuliche Nachricht seit dem 25. September.

Darüber hatte ich lange nachgedacht und mich auch mit einigen Mitbrüdern besprochen: Sollte ich Metastasen haben, sollte der Tumor gestreut haben und andere Organe befallen sein, würde ich mich intensiv beraten lassen, ob eine Operation und eine monatelange Behandlung überhaupt sinnvoll sind. Deutlich wurde dabei, dass eine hundertprozentige Prognose über den Krankheitsverlauf nahezu unmöglich ist. Welcher Arzt kann mit absoluter Sicherheit sagen, dass eine Therapie aussichtslos ist? Dass ein Patient noch sieben Monate zu leben hat oder nur mehr drei Wochen? Es ist alles relativ, so meine Erkenntnis.

Die Alternative lautete nie: Kämpfen oder aufgeben? Klar war aber, dass ich eine Behandlung mit geringen Aussichten auf Erfolg ablehnen würde. In dem Fall würde ich mich nach einem Hospiz umschauen und mich, wenn es soweit ist, nur mehr palliativ behandeln lassen. Meinen Eltern wollte ich davon vorerst nichts sagen. Ich hörte schon einen Standardsatz meines Vaters, der mich noch nie überzeugt hatte: »Ein Batlogg gibt nicht auf!«

Zum ersten Mal in meinem Leben wurde das eine reale Überlegung: Wofür würde ich dann die mir noch verbleibende Lebenszeit nutzen? Mit wem noch einmal sprechen? Wen vielleicht zum letzten Mal besuchen? Mit wem Versöhnung angehen? Die Begrenztheit meiner Lebenszeit wurde plötzlich sehr real: Alles Planen, alles Fantasieren, sämtliche Vorsätze entpuppen sich schlagartig als sehr bedingt. Der Gedanke, dass ich möglicherweise nur mehr wenige Monate zu leben hatte, beschäftigte mich einige Tage, bevor das Ergebnis von MRT und CT auf dem Tisch lag. Ich schob ihn nicht weg. Merkte aber, dass ich diese Zeit nutzen will – für mich, um einiges zu ordnen, um manches vielleicht ins Lot zu bringen.

Ich erinnerte mich an meinen Mitbruder Albert Keller SJ (1932–2010), Philosophieprofessor und bereits in jungen Jahren akademischer Rektor unserer ordenseigenen Hochschule in München. Für einige Jahre war ich sein Zimmernachbar im Berchmanskolleg in der Kaulbachstraße gewesen. Auf dem Gang sind wir uns mehr oder weniger täglich begegnet, ein Wort ergab dabei das andere. Für den einen oder anderen Handgriff war er stets dankbar.

Von seiner schweren Krankheit unübersehbar gezeichnet, fragte ich ihn immer wieder, wie es ihm gehe. Manchmal entstand dabei ein längeres Gespräch. Ob ihn seine Krankheit verändere und ob er darüber schreiben wolle, fragte ich ihn einmal bei Gelegenheit. (Ein Redakteur ist immer auf Autorenfang!) Zwei Tage später von einem Vortrag in Köln zurückgekehrt, fand ich in meinem Postfach einen Text vor: »Wir Behinderten«. Daraus entstand das letzte Editorial des jahrzehntelangen Autors in den »Stimmen der Zeit«, erschienen im April 2010, etwas mehr als drei Monate vor seinem Tod. Es beginnt so direkt, wie es typisch war für den beliebten Professor ohne jeden Standesdünkel (der übrigens auch Kurat der Gebirgsschützenkompagnie Tegernsee war): »Wer (…) als fast Achtzigjähriger mit einer Krebserkrankung zu kämpfen hat, sich wegen inoperabler Metastasen einer Chemotherapie unterziehen, dazu Tag für Tag Medikamenten-Cocktails schlucken muss und nur intravenös ernährt werden kann, kennt einen Zustand als Insider, den die Mehrheit der Deutschen nur als die für sie wichtigste Bedrohung fürchtet.«[7] Unverkennbar geht es in dem Text um die Angst des deutschen Bundesbürgers, im Alter zum Pflegefall zu werden.

Eine dabei beschriebene Angst kam mir jetzt, in meiner neuen Situation, unwillkürlich in den Sinn, auch wenn ich genau dreißig Jahre jünger war als Albert: »Man ängstigt sich, seine Würde zu verlieren, wenn man sich dem Status eines Kleinkindes nähert, in dem man hilflos der Fürsorge anderer ausgeliefert ist und jeden Eingriff in die eigene Intimsphäre über sich ergehen lassen muss, wogegen sich – im Unterschied zum Kleinkind – unser Schamgefühl als Erwachsene sträubt (etwa wenn die Kontrolle über die Körperausscheidungen verlorengeht).«[8]

Dass ich keine Demenz zu befürchten hatte, half in diesem Augenblick wenig. Aber dass ich völlig auf fremde Hilfe angewiesen, dass ich in der Klinik den Blicken und den Handgriffen anderer ausgesetzt sein würde – das schwan-

7   Albert Keller, Wir Behinderten, in: Stimmen der Zeit 228 (2010), 217–218, 217.
8   Ebd.

te mir. Es graute mir davor! Und die Klammerbemerkung über verlorengehende Kontrolle war ja in meinem Fall fast so etwas wie eine »self-fulfilling prophecy«. Man macht wahrlich keine Luftsprünge, wenn man den verschiedenen Behinderungen und Einschränkungen entgegenblickt, die unweigerlich auf einen warten und so sicher kommen wie das Amen in der Kirche.

Vom Rektor erhielt Albert Keller während einer Kommunitätsmesse die Krankensalbung, bevor er – seit Herbst 1971, also fast vierzig Jahre lang im Berchmanskolleg lebend – in die Palliativstation St. Johannes von Gott am Krankenhaus der Barmherzigen Brüder in München-Nymphenburg gebracht wurde. Wer es wissen wollte, wusste, dass es keine Rückkehr geben würde. Ich habe mich damals gewundert – und geärgert –, dass manche Mitbrüder sich auf eine Art und Weise verabschiedeten, als komme er in einer Woche wieder zurück.

Vier Tage vor seinem Tod am 5. Juli 2010 besuchte ich Albert in der Palliativstation. Einige Wochen zuvor hatte er mir ein ihm wichtiges Manuskript überlassen und mich gebeten, dafür einen Verlag zu finden. Kaum hatte ich sein Zimmer betreten, erkundigte er sich, ob daraus etwas werde. Ich bejahte, er lächelte, und dann fügte ich hinzu: »Du wirst es wohl nicht mehr erleben, aber ich kümmere mich um die Veröffentlichung.« Das ist auch gelungen, und das Buch erhielt sogar eine zweite Auflage[9]. Seine letzte Tat, um

---

9 Vgl. Albert Keller, Grundkurs des christlichen Glaubens. Alte Lehren neu betrachtet. Hrsg. v. Andreas R. Batlogg u. Nikolaus Klein. Freiburg 2011 (²2012).

Mitbrüder (je nach Lesart) zu irritieren oder zu ärgern, war eine von ihm selbst vorab aufgesetzte Todesanzeige, die eine Freundin von ihm in der »Süddeutschen Zeitung« aufgab. »Typisch Keller«, meinten manche Mitbrüder. Seine große Gottesdienstgemeinde in St. Michael, wo er jahrzehntelang als wortgewaltiger Prediger (auf der Kanzel) geschätzt war, wunderte sich weniger über diesen »Abgang«. Wer sich damals ärgerte, dem entging, dass es sich dabei nicht nur um hintergründigen Humor handelte, sondern auch um eine Art »Crash-« oder Schnellkurs in Sachen Eschatologie. Albert Keller beherrschte die Kunst, komplizierte theologische Sachverhalte auf den Punkt zu bringen: »Bis dann. Auf geht's.« Knapper konnte man es kaum auf den Begriff bringen: das Bekenntnis eines Christenmenschen[10]!

Persönliche Todesanzeige

bis auf das Todesdatum verfasst von

P. Albert Keller SJ

* 30. 4. 1932   † 5. 7. 2010

Ich bitte um Entschuldigung für vieles
und danke für alles.
Bis dann.
Auf geht's

So viel Humor – und felsenfesten Glauben – konnte ich in den ersten Wochen meiner Erkrankung nicht aufbringen. Aber mit der Zeit wuchs die Zuversicht auf ein gutes Ende – so oder so.

---

10 Abdruck des Faksimile bei: Andreas R. Batlogg – Nikolaus Klein, Einführung: Alte Lehren neu betrachtet. Albert Kellers »Grundkurs des Glaubens«, in: Albert Keller, Grundkurs des christlichen Glaubens, 17–29, 29, Anm. 19.

7.
Die Behandlung beginnt

Am 16. Oktober begann meine Behandlung. Ich war in die Ambulanz der Medizinischen Klinik am Sendlinger Tor einbestellt, durch einen kleinen Park getrennt von der (evangelischen) Matthäuskirche. Natürlich war ich nervös, sogar ein wenig aufgekratzt. Dass ich einen Professor »im Hintergrund« hatte, den ich persönlich kannte und der sich für mich einsetzte, war immer eine gewisse Sicherheit in dem großen Apparat. Da ich mich zuvor an einer Zentralstelle hatte anmelden müssen, war ich jetzt Teil des »Systems«. Die Frage, wie und wo ich versichert sei, habe ich seither unzählige Male gehört.

Wie eine Chemotherapie vor sich geht, wusste ich bis dahin nicht. Einige Patienten lagen auf Liegen und bekamen Infusionen. Dass ich heute auftauchen würde, war bekannt. Eine Schwester erwartete mich. Für mich stand eine Plastikflasche bereit, in der die Ration für eine Woche genau abgestimmt war. Mittels Baxter-Pumpe, die ich in einer Hüfttasche verstauen konnte, wurde mir diese in den Körper injiziert. Die Technik ist patientenfreundlich: Ein leerer Elsaomer-Ballon wird im Innern des Infusors mit der Infusionslösung 5-FU (Fluorouracil), die auf Gewicht und Körpergröße abgestimmt ist, befüllt. 5-FU ist ein Arzneimittel, welches als Zytostatikum in der Chemotherapie, hauptsächlich beim kolorektalen Karzinom und bei Brustkrebs angewendet wird. Durch die Dehnung des elastischen Materials wird Druck auf die Flüssigkeit ausgeübt. Der Druck presst das Arzneimittel aus dem Reservoir durch den Schlauch. Ungewohnt ist am Anfang nur, dass man diese Flasche am Körper trägt. Nachts muss man eine Technik suchen, um nicht auf der Flasche oder auf dem Schlauch zu liegen zu kommen. Beim Duschen ist mir die Flasche manchmal heruntergefallen, was einen kräftigen Zug auf den Schlauch am Port ausübte. Aber es ist nie etwas Ernstes passiert. Eine Woche lang dauerte diese erste Chemo-Staffel.

Parallel dazu begann am 17. Oktober die Strahlentherapie. Täglich außer Samstag und Sonntag, sechs Wochen hindurch, bis 24. November. Ungewohnt war für mich, vormittags von St. Michael durch die Innenstadt in die Klinik zu spazieren, wo ich zu einem festen Termin, bis auf wenige Ausnahmen um 10 Uhr, bestrahlt wurde. Dafür wurde ich mit blauer Farbe im Bauch- und Beckenbereich markiert, um punktgenau bestrahlt werden zu können. Die Prozedur dauert fünf bis sieben Minuten. Man merkt eigentlich nichts, es ist einfach immer derselbe Ablauf: ankommen, kurz warten, entkleiden, auf den Tisch legen, man wird justiert, die Helfer verlassen den Raum, die Bestrahlung beginnt. Einmal pro Woche gab es ein Arztgespräch wegen der Nebenwirkungen. Natürlich wird so präzise wie möglich bestrahlt, aber in derselben »Gegend« befinden sich Harnblase und Prostata. Von Anfang an musste ich daher Pampers tragen. Die Inkontinenz ließ auch nicht lange auf sich warten. Windeln in der Apotheke besorgen zu müssen, war zuerst gar nicht so leicht. »Die sind für mich«, flüsterte ich und war erleichtert, dass die beiden Packungen diskret in einer Plastiktasche verstaut wurden.

In der Tat kam die ganze Verdauung schnell durcheinander. Kollateralschaden der Bestrahlung! Einmal erhielt ich einen Anruf aus Wien, von einem Freund aus der Provinzleitung: »Wie geht es dir, was machst du gerade?« Ich: »Ich stehe gerade vor dem Kaufhof am Marienplatz und wollte Blumen besorgen. Aber es ging gerade los: Da kann ich nur mehr die Beine grätschen und alles in die Windeln fallen lassen.« Nur mit Klaus redete ich so offen. Er war über zehn Jahre in der Hospizarbeit der Wiener Caritas tätig und kannte solche Situationen. Bei einem anderen Anruf sagte ich: »Ich liege auf dem Bett, ich bin sehr müde, und ich beobachte, wie die Herbstsonne in unsere Platané leuchtet, ich schaue die bunten Blätter an.« Und Klaus darauf: »Tu alles, was dir guttut, genieße den Augenblick.«

Dass ich wochenlang nur sehr eingeschränkt arbeiten, also an meinem Papstbuch schreiben konnte, sei nur nebenbei erwähnt. Ich war, vor allem nachmittags, überaus müde und döste auf dem Bett dahin. Dazu kam das Wechseln der Pampers.

Wenn ich in die Strahlenklinik kam, sah ich andere Patienten: viele ältere, meistens älter als ich; aber auch Kinder, oft im Rollstuhl. Viele trugen Kopftücher oder Basecaps. Mir fielen die Haare nie aus – manchmal jedoch wünschte ich mir das heimlich, weil ich sehr oft zu hören bekam: »Man sieht dir gar nichts an. Du schaust ganz gesund aus.« Der Schein trog.

8.
»Was ich Ihnen jetzt sage,
fällt mir schwer«

Mit dem Kirchenrektor von St. Michael hatte ich vereinbart, dass er am Ende eines Hochamtes am Sonntag die Gemeinde informieren würde. Dass ich mit Jahresende bei meiner Zeitschrift aufhören und eine Sabbatzeit antreten sollte, hatte sich schon herumgesprochen. Nun hatte ich fast drei Monate früher aussteigen müssen. Wir wussten am Anfang auch nicht, welche Nebenwirkungen sich einstellen würden. Ob ich weiter zelebrieren und predigen könnte. Wegen der Chemotherapie sollte ich größere Menschenansammlungen vermeiden, da mein Immunsystem geschwächt war. Wir beschlossen: Solange es irgendwie geht, konzelebriere ich, aber ich stehe keiner Messe mehr vor und stelle das Predigen ein. Ich verstecke mich aber nicht.

Wir wählten also eine Sonntagsmesse, bei der ich (noch) den Vorsitz hatte. Karl predigte. Vor dem Schlusssegen nahm er nach einigen Vermeldungen tief Luft und begann: »Was ich Ihnen jetzt zu sagen habe, fällt mir nicht leicht. Sie alle kennen Pater Batlogg und wissen, wie gern er hier Gottesdienst feiert und predigt. Das wird in den nächsten Monaten nicht möglich sein. Vor zwei Wochen hat er die Diagnose Krebs erhalten. Es ist ein bösartiger Tumor im Enddarm, die Behandlung – Chemotherapie und Bestrahlung – hat bereits begonnen. In einigen Wochen folgt eine größere Operation.« Es war mucksmäuschenstill. Mein komisches

Gefühl dabei: Da ist von mir die Rede! Würde mir beim Segnen die Stimme brechen? Karl hat sehr diskret informiert. Hinterher erfuhren wir, dass jemand statt »Enddarm« (um das Wort Mastdarm zu vermeiden) »Endstadium« verstanden hatte. In die Stille hinein sagte ich: »Danke, Karl«. Und an die Gemeinde gerichtet: »Mein Sabbatical habe ich mir anders vorgestellt, den Flug nach Tel Aviv habe ich bereits storniert. Medizinisch bin ich in sehr guten Händen. Aber natürlich habe ich auch viel Angst. Ich danke Ihnen allen für Ihr Anteilnehmen und Ihr Gebet.« Dann spendete ich den Segen. Die Stimme brach dabei nicht ab. Nach der Messe machte ich mich auch nicht aus dem Staub, sondern ging in den Hochchor zurück. Viele Besucher kamen und drückten ihr Mitgefühl und ihre Bestürzung aus. Das tat gut. Und mit dieser Mitteilung war die Katze endlich aus dem Sack.

In den nächsten Wochen erhielt ich sehr viel Post: Genesungswünsche, Zeichen der Betroffenheit und der Anteilnahme, die Versicherung, für mich zu beten, Messen lesen zu lassen, Kerzen anzuzünden. Oft von ganz unerwarteter Seite. Viele Ratschläge zur Behandlung und zur Medikation trafen ein. Hatte ich früher jede Woche selbst für Blumen gesorgt, kamen sie jetzt automatisch, sehr regelmäßig, manchmal konnte ich einen zweiten oder dritten Strauß an die Kommunität abtreten.

Hin und wieder erinnerte ich mich jedoch auch an das Bonmot: Besser als warme Ratschläge sind kalte Umschläge. Wie wahr ist diese Feststellung des Jesuiten und Facharztes für Psychiatrie, Eckhard Frick, der als Psychoanalytiker in eigener Praxis arbeitet und an unserer Hochschule für Philosophie unterrichtet! Sie findet meine volle Zustim-

mung: »Gleichwohl: Auch Ratschläge sind Schläge! Äuße-
rungen wie ›Das wird schon wieder!‹, ›Du musst jetzt stark
sein!‹, ›Wir schaffen das!‹, vor allem aber der Terrorismus
des ›positiven Denkens‹ zeugen von der eigenen Hilflosig-
keit angesichts des Leidens anderer.«[11]

Es ist der berühmte, aber eben der entscheidende Unterschied zwischen gut und gut gemeint: Anstatt irgendwas zu
sagen oder besonders viel, pausenlos zu reden bzw. auf mich
einzureden, hätte ich mir manchmal gewünscht, besonders
wenn ich in der Klinik lag, dass Besucher besser nichts sagen und einfach eine Weile still bei mir am Bett sitzen. Eine
Kirchenbesucherin kam einmal am Sonntagvormittag und
fragte, ob sie mich nachmittags zwischen 15 und 16 Uhr
besuchen dürfe. Als ich nachfragte, warum gerade um diese
Uhrzeit, meinte sie: »Das ist die Stunde der Barmherzigkeit.
Wenn wir da gemeinsam nach der Meinung der Schwester
Faustyna den Rosenkranz beten, werden Sie sicher geheilt.«
Gemeint war die polnische Ordensfrau Faustyna (Helene)
Kowalska (1905–1938), die von Papst Johannes Paul II. im
Jahr 2000 heiliggesprochen worden ist. Wenn ich gekonnt
hätte, wäre ich die Decke hochgegangen. Ich schluckte meine Verwunderung, besser: meine Verärgerung hinunter –
und als sie nachmittags (sicher gut gemeint) wieder kam,
schlug ich vor, dass wir es bei einem Gesätzchen des Rosenkranzes belassen.

---

11 Eckhard Frick, Sich heilen lassen (Ignatianische Impulse 12). Würzburg 2005, 30. – Dass »positives Denken« nicht nur negativ besetzt
ist oder vulgär-psychologisierend gemeint sein muss, zeigt Gustav
Schörghofer SJ in seinem Buch »danke tausendmal. Wie positives
Denken und Dankbarkeit das Leben verändern« (Wien 2011).

Als die Dame mich einige Wochen später in St. Michael ansprach und fragte, ob ich mit ihr einmal in die Damenstiftkirche (wo sich die Petrusbruderschaft trifft) zur Anbetung ginge, erwiderte ich: »Die gibt es bei uns doch auch.« Und sie: »Aber dort ist die richtige Anbetung.« Da bin ich, bei aller Dankbarkeit für ihr Beten, explodiert: »Glauben Sie wirklich, dass Gott sich an alles hält, was Sie ihm vorschreiben?«

Diese Mentalität sitzt tief im Christentum: Wenn ich bete, wenn ich »fromm« bin, dann tut sich was. Natürlich tut sich was! Aber längst nicht immer so, wie Menschen sich das direkt oder heimlich wünschen. Gott agiert und reagiert nicht nach dem Mechanismus »Do ut des«: Wenn ich bete, eine Kerze anzünde, eine Messe lesen lasse, dann … Schnell gerät man in die Gefahr der Gnaden-Arithmetik: Drei Rosenkränze beten ist besser als einer, zwei Kerzen anzünden wirksamer als eine. Das ist ein sehr mechanistisches, aber offenbar nach wie vor weit verbreitetes Gottesverständnis, das oft zu schweren Enttäuschungen führt. Gott bitten – ja. Mit ihm feilschen – ja (wir sehen es in der Bibel). Aber ihn »zwingen« wollen – nein!

In diesem Zusammenhang dürfte eine gut belegte Episode aus dem Leben Karl Rahners SJ von Interesse sein. Franz Johna, Rahners Lektor im Verlag Herder, hat 2004 diese persönliche Erinnerung festgehalten: Nach einem Vortragsvormittag bot er Pater Rahner an, einen Ausflug ins nahe Elsass zu machen. Der Isenheimer Altar, das Albert-Schweitzer-Haus und weitere Sehenswürdigkeiten standen auf dem Programm. Rahner machte in Colmar einen raschen Rundgang und wartete in einem Seitenschiff von St. Martin auf dem Münsterplatz auf das Ehepaar Johna vor einem Gnadenbild der Gottesmutter. Er warf eine Münze in den Opferstock und zündete eine Kerze an. Als auch Frau Johna Geld einwerfen und eine Kerze anzünden wollte, fasste sie Rahner an der Hand und flüsterte: »Lassen Sie, eine reicht.«[12] Johna ist in einem gemeinsam mit Rahners Schwester Elisabeth Cremer (1909–2004) geführten Gespräch erneut auf diese Begebenheit zu sprechen gekommen. Und er hat von Karl Rahners tiefer Frömmigkeit berichtet, seiner Zugänglichkeit für religiöses Brauchtum, aber auch dazu gesetzt: »Umso kritischer stand er gewissen Äußerlichkeiten der Frömmigkeit gegenüber«[13]. Leo J. O'Donovan SJ aus den USA, ehemals Präsident der renommierten Georgetown University, ist dasselbe bei einem Ausflug mit seinem Doktorvater Karl Rahner in der Pfarrkirche in Schwaz im Tiroler Unterinntal passiert, wo es zwei Kirchenschiffe – eines für den Adel und die Bürger, eines für die Bergleute (in Schwaz wurde Silber abgebaut) – gibt. Rahner zündete ein Opferlicht an, O'Donovan wollte es ihm gleichtun und wurde mit den Worten zurückgehalten: »Nein, ein Licht genügt.«[14]

---

12 Zitiert nach: Franz Johna, Eine reicht … Persönliche Erinnerung an Karl Rahner, in: Christ in der Gegenwart 56 (2004), 95.

13 Vgl. Nur die kleine Schwester, mit der man nichts Gescheites reden kann? Im Gespräch mit Elisabeth Cremer (†) und Franz Johna, Merzhausen, in: Andreas R. Batlogg – Melvin E. Michalski (Hrsg.), Begegnungen mit Karl Rahner. Weggefährten erinnern sich. Freiburg 2006, 221–238, 231.

14 Leo J. O'Donovan, Dynamik des Lebens 1981–1984. Nach Innsbruck zurückgekehrt, in: Paul Imhof – Hubert Biallowons (Hrsg.), Karl Rahner. Bilder eines Lebens. Freiburg 1985, 132–135, 135.

Es geht mir nicht darum, mich über »fromme Seelen« lustig zu machen. Aber die damit verbundene, oft angstbesetzte Einstellung, Gott sozusagen mit Opfern gnädig, für mich günstig stimmen zu müssen und – das ist ja die unbewusste Anmaßung – zu können, die gilt es behutsam, aber entschieden-kritisch zu hinterfragen[15]. Und eben nicht zu fördern, sondern Menschen zu helfen, aus der Dynamik dieses pseudogöttlichen Kuhhandels auszusteigen und sich auf den Weg zu einem »erwachsenen« Glauben aufzumachen. Alles Andere ist ein spirituelles Joint Venture. Gott lässt sich nicht auf »Tauschgeschäfte« ein.

---

15 Vgl. dazu Andreas R. Batlogg – Peter Suchla, »Eine reicht …«. Einführung der Herausgeber, in: Karl Rahner, Der Sinn der Fastenzeit liegt nicht im Verzichten. Hrsg. v. dens. Ostfildern 2018, 7–27, bes. 15–18.

9.
Spirituelle Resilienz

Natürlich meldete sich mit der Zeit bei mir die Frage, ob all die Zeichen der Verbundenheit eine reale Auswirkung auf meine Krebserkrankung haben würden. Fuat, mein Arzt, meinte ohne Umschweife: »Aber natürlich, absolut!« Die schnelle Antwort des Onkologen überraschte mich. Er sprach mir auch immer zu, schreibend das für mich Unfassbare (»Warum ich?«, «Warum gerade jetzt?«, »Warum so?«) in Worte umzusetzen. »Das wird dir helfen, du wirst sehen« – und es klang, als verabreichte er mir einen neuen Medikamentencocktail.

Hilft Glauben bei Krankheit? Glauben imprägniert nicht gegen den Schmerz der Welt. Er bewahrt nicht vor Unglück, vor Katastrophen, Leid, Krankheit. Aber vielleicht bewahrt er davor, in solchen Situationen zu verzweifeln, sich vorschnell aufzugeben, zum Zyniker zu werden oder zum Trinker? Tief sitzt unter Christen die Meinung, wer gesündigt habe, werde dafür bestraft, müsse dafür büßen – er oder kommende Generationen. Bis ins Neue Testament hinein findet sich diese Haltung (vgl. etwa Joh 9,2: »Da fragten ihn seine Jünger: Rabbi, wer hat gesündigt? Er selbst oder seine Eltern, sodass er blind geboren wurde?«).

Das Leben zeigt: Auch Glaubende werden krank! Verhalten sie sich bei Krankheit anders? Darüber zerbrechen sich viele den Kopf: Mediziner ebenso wie Theologen. Ich kenne natürlich einige Ärzte, die praktizierende Christen sind. Fuat ist einer von ihnen, und er versteckt seinen Glauben nicht, nicht einmal in der Klinik. Mitte November 2017 nahm ich an der Gründungsveranstaltung der von ihm ins Leben gerufenen internationalen Ärztegesellschaft aramäisch-syrischer Christen (Suryoye) teil, die sich »World Medical Association of Suryoye« (WMAS) nennt. Die Gründung war Teil des ersten weltweiten Medizinerkongresses für Suryoye, zu dem über 200 Gäste aus den USA, Indien und ganz Europa – darunter der Patriarch der Syrisch-Orthodoxen Kirche von Antiochien, Moran Mor Ignatius Ephräm II. Karim aus Damaskus, und der Erzbischof der Erzdiözese Deutschland, Mor Philoxenos Matthias Nayis – in die bayerische Landeshauptstadt anreisten[16]. Klinikdirektor Martin Reincke meinte bei der Eröffnung, Minister, Bischöfe und sogar Könige hätten bisher die Medizinische Fakultät der Ludwig-Maximilians-Universität beehrt: »Einen Patriarchen aber hatten wir noch nie.« Als mich Fuat beim anschließenden Empfang dem Patriarchen vorstellte und erwähnte, dass ich als sein Patient Autor eines Papstbuches sei, meinte dieser sofort (auf Deutsch): »Ich schätze Franziskus sehr!« Noch nie hatte ich Fuat derart angespannt und nervös erlebt wie bei der Eröffnungsfeier. Ziel der Gesellschaft ist eine weltweite Vernetzung. Kongresse wie dieser, der weithin Beachtung fand, helfen auch dabei, einem Vorurteil zu begegnen, das sich hartnäckig hält: Die Vernunft müsse abdanken, wenn der Glaube ins Spiel kommt (»sacrificium intellectus«). Religion ist nicht das Gegenteil von Intelligenz!

16 Vgl. www.wmas.info.

In meinem Kopf schwirrte eine von Karl Rahner SJ (1904–1984) oft erzählte, in verschiedenen Variationen geläufige Anekdote um Niels Bohr († 1962), den Nobelpreisträger für Physik des Jahres 1922. In der Version von Odo Marquard antwortet Bohr auf die verdutzte Frage eines Besuchers auf seiner Schihütte, der ebenfalls ein Naturwissenschaftler war, ob er denn wirklich an die Wirkung der zwei gekreuzten, über der Eingangstür angebrachten Hufeisen glaube: »Selbstverständlich glaube ich nicht daran, aber ich habe mir versichern lassen, dass Hufeisen auch dann wirken, wenn man nicht an sie glaubt.«[17]

Auch wenn das nicht für jedermann gilt: Not lehrt bekanntlich beten. In ihrer Not – wie einer schweren oder einer unheilbaren Krankheit – greifen manchmal selbst Menschen, die nichts mit dem Glauben anfangen können oder die meinen, das sei »altmodisch« oder mit kritischem Denken unvereinbar, zu allen möglichen Mitteln, um gesund zu werden. Die leise, oft uneingestandene Hoffnung: Vielleicht hilft ja Glauben doch? Zu allem greifen Verzweifelte, wie nach einem Strohhalm, um irgendwie »davonzukommen«. Auch, um von ihren Vorurteilen frei zu werden, von Zerrbildern und Karikaturen des Glaubens, von schlechten Erfahrungen mit Priestern und Kirche in Kinder- und Jugendtagen?

So gefährlich, so bedrohlich, so mühsam Krisen sein können – Lebenskrisen ebenso wie nervende »Kleinkrie-

---

17 Odo Marquard, Inkompetenzkompensationskompetenz. Über Kompetenz und Inkompetenz der Philosophie, in: ders., Abschied vom Prinzipiellen. Philosophische Studien. Stuttgart 1991, 23–38, 38, Anm. 1.

ge« im Alltag oder eben ernsthafte Erkrankungen: Solche Situationen werfen Fragen auf. Sie befragen echten oder vermeintlichen Glauben auf seine (Alltags-)Tauglichkeit: Hilft er im Alltag – wirklich und wirksam? Setzt er so etwas wie Widerstandsfähigkeit frei? Es ist letztlich die Frage nach spiritueller Resilienz.

Längst ist das ein Thema in der Literatur, wo sich interessante Erfahrungen und Einsichten finden lassen. Dass »religiöse Aktivität« einen Krankheitsverlauf positiv beeinflussen kann, wird zwar mittlerweile (weithin) anerkannt, auch wenn es dagegen nach wie vor Reserven gibt[18]. Allerdings wird dabei, so Eckhard Frick SJ, auch »auf eine drohende Trivialisierung der Religion« hingewiesen: »Religion darf nicht instrumentalisiert werden, also getestet oder verordnet wie ein Antibiotikum.«[19] Glaube kann eine Ressource für das Gesund-Sein und für das Gesund-Werden sein! »Eine Zusammenfassung empirischer Studien zum Thema Glauben zeigt«, so die Gesundheitswissenschaftlerin Monika Fröschl, »dass der Glaube eine wesentliche Ressource für das Gesund-Sein darstellt. Allerdings nur, wenn dieser Glaube mit einem gütigen Gott verbunden ist. Die Wirkung beruht auf regelmäßigem Beten oder dem Besuchen von Gottesdiensten, dem Vertrauen auf eine hö-

---

18 Vgl. dazu Bernhard Grom, Der Faktor »Religion« in der Gesundheitsforschung und -förderung, in: Stimmen der Zeit 221 (2003), 131–134; ders., Spiritualität im Gesundheitswesen. Zwischen Schamanismus und »Heilender Gemeinde«, in: Stimmen der Zeit 226 (2008), 117–129; ders., Wie gesund macht der Glaube?, in: Stimmen der Zeit 229 (2011), 101–112.

19 Eckhard Frick, Sich heilen lassen, 21.

here Macht, dem Erleben von Sinn und sozialer Unterstützung.«[20]

Als »Versuchskaninchen« habe ich mich nie gefühlt, weder in der Klinik noch während der ambulanten Behandlung. Ich habe während dieser Zeit wenig Fachliteratur gelesen, mit der ich mich sozusagen auf der wissenschaftlichen Schiene hätte absichern können. Der Reflexion voraus geht die Erfahrung. Theorien beruhen auf der Praxis. Letztlich muss ich als Patient selbst fertig werden mit dem, was ich erlebe und erleide. Wie ich es erlebe und erleide. Dabei kann Literatur gewiss helfen. Denn von den Erfahrungen anderer lässt sich lernen. Aber sie ersparen einem nicht, den eigenen Weg zu gehen.

Eine Kirchenbesucherin aus St. Michael schickte mir ein Gedicht von Hilde Domin (1909–2006): »Die schwersten Wege«. Eine Erfahrung der vergangenen Monate lautet: Ich lese wieder mehr Gedichte als früher, und Lyrik ziehe ich der Prosa oft vor. Manche mir bereits bekannten Texte haben plötzlich einen anderen Klang, sprechen mich auf eine andere Weise an. Gedichte besonders.

Die schwersten Wege
werden alleine gegangen,
die Enttäuschung, der Verlust,

---

20 Monika Fröschl, Gesund durch Vertrauen. Ein Lebens-Prinzip. München 2010, 94; vgl. dies., Verwundet reifen. Salutogenese und Resilienz als hoffnungsvolle Zukunftsperspektive, in: Stimmen der Zeit 234 (2016), 315–322; Hildegund Keul, Verwundbarkeit, Sicherheit und Resilienz. Der Vulnerabilitätsdiskurs als Chance für eine gesellschaftsrelevante Theologie, in: Stimmen der Zeit 235 (2017), 589–598.

das Opfer,
sind einsam.
Selbst der Tote der jedem Ruf antwortet
und sich keiner Bitte versagt
steht uns nicht bei
und sieht zu
ob wir es vermögen.
Die Hände der Lebenden die sich ausstrecken
ohne uns zu erreichen
sind wie die Äste der Bäume im Winter.
Alle Vögel schweigen.
Man hört nur den eigenen Schritt
und den Schritt den der Fuß
noch nicht gegangen ist aber gehen wird.
Stehenbleiben und sich Umdrehn
hilft nicht. Es muß
gegangen sein.

Nimm eine Kerze in die Hand
wie in den Katakomben,
das kleine Licht atmet kaum.
Und doch, wenn du lange gegangen bist,
bleibt das Wunder nicht aus,
weil das Wunder immer geschieht,
und weil wir ohne die Gnade
nicht leben können:
die Kerze wird hell vom freien Atem des Tags,
du bläst sie lächelnd aus
wenn du in die Sonne trittst
und unter den blühenden Gärten

die Stadt vor dir liegt,
und in deinem Hause
dir der Tisch weiß gedeckt ist.
Und die verlierbaren Lebenden
und die unverlierbaren Toten
dir das Brot brechen und den Wein reichen —
und du ihre Stimmen wieder hörst
ganz nahe
bei deinem Herzen.[21]

»Es muß gegangen sein«: Gehen muss den Weg der Krankheit jede(r) selber. Es hilft, mit anderen zu reden. Es hilft, Interesse zu spüren und Anteilnahme zu erfahren. Glauben hilft. Wenn er ein Gegenüber findet. Aber gehen muss man allein. Ganz allein. Allein fühlte ich mich – immer – auf dem Weg zum OP-Saal. Allein fühlte ich mich nächtens. Und die Nächte in der Klinik sind lang! Allein fühlte ich mich, wenn Gedanken kamen: Wie geht es weiter? Überlebst du? Und wie?

Spirituelle Resilienz ist ein großes Wort, ein schillerndes Wort. Aber auf die großen Worte kommt es letztlich nicht an. Sie sind austauschbar. Aber dass Glauben hilft, Widerstandskräfte freizusetzen, mich als glaubender Mensch auf den Weg zu machen, der Krankheit ins Auge zu schauen, sie anzunehmen und damit umzugehen – diese Erfahrung durfte ich machen. Und ich bin überaus dankbar dafür.

---

21 Hilde Domin, Sämtliche Gedichte. Hrsg. v. Nikola Herweg u. Melanie Reinhold. Mit einem Nachwort v. Ruth Klüger. Frankfurt [7]2016, 51–52.

10.
Glaube auf dem Prüfstand

Manche haben Angst davor. Aber ich habe bei Karl Rahner gelernt, dass Fragen dazugehören. Ein unbefragter Glaube, ein unangefochtener Glaube ist ein halbierter Glaube: »Der fragende Glaube, der immer wieder sein Unverstehen bekundet und die unvollendbare Aneignung der gehörten Botschaft immer neu erleidet, ist der wahre Glaube. So muss dieser Glaube als in die Frage gestellter Glaube bedacht werden, weil er nur verantworteter Glaube ist, wenn er die Frage als inneres Moment an sich trägt, immer mehr in sich integriert und ihr nicht bloß im Sinne einer äußeren Bedrohung gegenübertritt. Hartes, nüchternes, bohrendes – wenn es sein muß – *Fragen* ist schon ein Akt *der* Frömmigkeit, die dem geistig wachen Christen geboten ist.«[22]

Ob sich Atheisten oder Agnostiker leichter oder schwerer tun mit einer ernsthaften Erkrankung, weiß ich nicht. Natürlich fragen manche: Woran glaubt, wer nichts glaubt? Oft ist es ja so: Alles glaubt, wer (angeblich) nichts glaubt. Vor allem jeden möglichen Unsinn. Vernunft ohne Glauben war für Rahner leer, Glaube ohne Vernunft blind. Ein genialer Buchtitel von Gabriela Grunden bringt es auf den Punkt: »Wer glaubt, fragt.«[23]

---

22 Karl Rahner, Ich glaube an Jesus Christus. Einsiedeln 1968, 8.
23 Gabriela Grunden, Wer glaubt, fragt (Ignatianische Impulse 37). Würzburg 2010.

Mein schon erwähnter Mitbruder Albert Keller sagte in vielbesuchten Vorlesungen, die ihm »im Ruhestand« eine ungleich höhere Zuhörerschaft bescherten als zu aktiven Zeiten als Professor für Sprachphilosophie: »Ein bisschen weniger glauben, täte der Kirche ebenso gut, wie große Zurückhaltung und Vorsicht bei ihren Lehren.«[24] Es kam ihm sehr darauf an, zwischen einem bloßen Satzglauben und dem existentiellen Aneignen theologischen Gedankenguts zu unterscheiden. Eine Banalität, könnte man meinen. Deswegen jedoch seine pointierte Kritik: »Man müsste mit dem Kehrbesen durch christliche Gehirne gehen und Glaubensschutt ausräumen. Was alles geglaubt wird, auch angeblich Christliches, ist bisweilen keinen Deut besser als Astrologie und Handleserei, wenn es nicht unser Verhältnis zu Gott klärt und das, was Gott uns von sich kund tut.«[25]

Keller warnte auch vor falscher Religiosität und nahm deren fragwürdige Auswüchse aufs Korn. Die Rede vom »Geheimnis« dürfe nicht zur Chiffre und »zur Vokabel der Dummheit oder Geistesträgheit, der Antwortverweigerung oder gar zum Frageverbot« werden: »Weil Gott nicht zu fassen ist, werden ihm auch keine Dogmen gerecht, obwohl manche an denen mehr zu hängen scheinen als an Gott. Diese Sätze versuchen oft mühsam und fehlerhaft, an Gott heranzureichen.«[26] Zwei »undogmatische Merksätze über Gott« haben es mir besonders angetan: »Mit Gott kann

---

24 Albert Keller, Grundkurs des christlichen Glaubens, 44.
25 Ebd., 54.
26 Ebd., 175.

man nicht zurande kommen, denn er hat keinen Rand.« Und: »Gott taugt nicht zur Welterklärung, auch wenn ohne Ihn alles zuletzt sinnlos wäre.«[27]

Nicht jeder verträgt solche pointierten Aussagen. Mir helfen sie. Und (allzu) schnell fallen mir bigotte Zeitgenossen, verkrampft wirkende Kirchenbesucher ein: Die exakte Ausführung einer religiösen Vorschrift ist manchmal wichtiger als deren Inhalt, eine Kniebeuge gerät zur Ballettaufführung, die beim Empfang der Kommunion an den Tag gelegte Ehrfurcht erinnert an ein Requiem. Selbst einen Kabarettisten bemüht Albert Keller bei seinen messerscharfen Beobachtungen: »Es wird geglaubt, was das Zeug hält. Immer schon und überall. Glauben hat Hochkonjunktur, und Weissagungen sind en vogue. Und selbst wer nichts glaubt, muss dran glauben.«[28]

»Glauben schließt Nachdenken ein, über das, was man glaubt«[29]: Auch das gehört zu meinen Erfahrungen seit September 2017. »Abrüsten« klingt vielleicht in diesem Zusammenhang etwas militant. Obwohl das Wort ja ursprünglich genau ein gewisses »Weniger an …« anzielt: eine spürbare Reduktion des Waffenarsenals. Wie komme ich darauf? Obwohl ich das Wort nicht mag, gibt es einen Teil meiner Erfahrungswelt in diesen Monaten wieder: Woran glaube ich? Wirklich? Wie viele Priester habe ich ein Repertoire an Sätzen und Vokabeln parat, die so gut wie immer einsetzbar sind, die in schwierigen Situationen greifen, leicht abrufbar

---

27 Ebd., 517.
28 Cabaret-Programm Jürgen Becker, Ja, was glauben Sie denn? (2009), zitiert nach: ebd., 389.
29 Ebd., 445.

sind. Routine hilft – und sie entlastet. Aber mehr als einmal habe ich in diesen Monaten gefragt, ob ich denn selber an das glaube, was ich anderen sage, um zu trösten, aufzurichten, eine Perspektive aufzuzeigen, einen Weg zu weisen. Ich schätze die eine oder andere Formulierung. Aber jedes Bild hat auch einen Haken: Es ist nur eine Umschreibung, der Versuch, etwas in Worte zu fassen, was sich eigentlich gerade nicht auf den Punkt bringen lässt.

Was zum Beispiel, fragte ich mich öfter, bedeutet im Letzten: »Wir fallen niemals tiefer als in Gottes Hand«? Hilft mir dieses Bild, wenn ich im Bett in Richtung Operationssaal geschoben werde? Wenn ich nicht weiß, wie ich aufwachen werde? Geschweige denn: Ob ich überhaupt wieder zu Bewusstsein gelange? Oder: »Gott wartet, mit offenen Armen.« Diese Vorstellung berührt mich sehr. Aber mehr als einmal ertappte ich mich bei der bangen Frage: Gilt das auch für mich? Glaube ich daran? Vertraue ich darauf? Hoffe ich das?

Ich hatte zu keinem Zeitpunkt während meiner Krankheit eine ernste Glaubenskrise. Aber viele meiner – manchmal vielleicht zu gedankenlos oder viel zu schnell gebrauchten – »Phrasen« kamen jetzt auf den Prüfstand. Ich bedauere das nicht. Denn ich gehe jetzt sparsamer damit um – auf der Suche nach einer neuen Sprache. Unvergesslich bleiben mir die ungesagten Worte: Wenn einer meine Hand hielt. Oder mich umarmte, während ich mich kaum bewegen konnte. In solchen Situationen braucht es keine Worte. Und solche Gesten trösten mehr als Worte, selbst als die »frömmsten« Worte. Der Politik- und Kommunikationsberater Erik Flügge warnt seit geraumer Zeit eindring-

lich, aber weitgehend wirkungslos vor einer Betroffenheits-
rhetorik, einem pastoralen Jargon[30].

Eine Umarmung ist die leibhaftige Umsetzung jener
wunderbaren Worte, die ich am Tag nach meiner Diagnose,
im Auto sitzend, zu hören bekam: »Ich bin für dich da!« Ich
hoffe, dass mein Glaube als Mensch, als Jesuit und Priester jenseits der Fünfzig durch diese Art von »Abrüstung«
gereift ist und geerdet wurde. Dass ich auch eine andere
(Körper-)Sprache gelernt habe, sozusagen als »Krankheitsgewinn«. Andere müssen das beurteilen. Aber ich möchte
auch daran teilhaben lassen.

---

30 Vgl. Erik Flügge, Der Jargon der Betroffenheit. Wie die Kirche an
ihrer Sprache verreckt. München 2016; ders., Danke, aber langsam
nervt's. Ich habe Theologen volle Rotze beleidigt. Und sie bedanken
sich dafür, in: zeitzeichen. Evangelische Kommentare zu Religion und
Gesellschaft 11/2016, 60.

11.
Mein erster Klinikaufenthalt

Kurz vor der Beendigung der ersten Chemo-Staffel Ende Oktober 2017 besuchte ich das erste Mal seit meiner Diagnose meine Eltern in Bregenz am Bodensee. Die am Körper mitgetragene Flasche mit der Baxter-Pumpe war das unübersehbare Zeichen meiner Erkrankung. Dass ich schwer krank bin, wussten sie, auch dass der Ausgang der Krankheit, mindestens bis zur Operation, die damals noch für Dezember vorgesehen war, offen war. Dass sie mich schwach erlebten, war neu – für beide Seiten.

Als ich am Sonntagabend nach München zurückkehrte, bemerkte ich, dass ich beim Schlucken Schwierigkeiten hatte. Am nächsten Morgen konnte ich nur mehr unter großen Schmerzen schlucken, essen und reden. Irgendetwas stimmte nicht. Monika kam, sobald sie konnte. Mein Rachen war entzündet – eine Reaktion auf die Chemotherapie. Der Körper wehrte sich. Ich rief Fuat an, der mich sofort in die Klinik bestellte. Er untersuchte mich kurz und stellte eine schwerwiegende Entzündung vom Rachen bis in den Magen hinunter fest. Ein Klinikaufenthalt zur Behandlung mit Antibiotika sei jetzt unausweichlich, meinte er, als ich zu »verhandeln« begann: »Lässt sich das nicht ambulant oder zuhause behandeln?« Um 14 Uhr sollte ich da sein.

Zum ersten Mal in meinem Leben packte ich, zurück in St. Michael, vor dem Mittagessen einen kleinen Koffer: Kulturbeutel, Pyjama, Unterwäsche, einige Bücher und

DVDs. Ein komisches Gefühl – als ob ich eine Reise antreten würde. Aber das »Reiseziel« lautete Ziemsenstraße: Klinik. Als ich eintraf, wusste niemand etwas von mir. Ich nahm Platz – und erwartete, jede Minute angesprochen zu werden. Zwei, drei Mal kam eine Schwester vorbei, ich sagte jedes Mal dasselbe: Ich wurde herbestellt, ich habe Nebenwirkungen der Chemotherapie. Nach drei Stunden wurde ich in ein Zimmer mit drei Betten geführt. Eines war schon belegt. Ich hatte starke Schmerzen. Schon bald tauchten drei junge Ärztinnen auf und nahmen sich meiner an. Es folgten Infusionen, darunter enorme Mengen an Morphin. Die Erinnerung an die ersten zwei, drei Tage ist deswegen nur lückenhaft. Fuat kam kurz vorbei und beschwerte sich über den schleppenden Behandlungsbeginn. Die »Maschine« kam daraufhin ins Rollen.

Bereits kurz vor sieben Uhr abends im Dämmerschlaf, bekam ich nach zwei Tagen ein Einzelzimmer. Ich musste isoliert werden. Endlich wieder ein Stück Intimität wiedergewonnen! Die Diagnose lautete: »Mukositis Grad III mit Candidiasis«, also eine heftige Schleimhautentzündung. Die gewebezerstörende Wirkung einer Strahlentherapie hat oft gravierende Auswirkungen auf die Schleimhaut (radiogene Mukositis). Das war also der Grund.

In die Klinik hatte ich (neben meinem Teddybär, den ich unter dem Kopfkissen versteckte, wenn jemand hereinkam) eine Christus-Ikone mitgenommen und vis-à-vis von meinem Bett aufgestellt. Ich hatte mir vorgenommen: Wenn ich aufwache, möchte ich etwas sehen, das mich daran erinnert, wer ich bin. Wofür ich stehe. Nach einigen Tagen fragte eine junge Schwester, ob ich Priester sei. »Warum?«, fragte ich zuerst. »Weil hier eine Ikone ist.« »Ja, ich bin katholischer Priester. Sind Sie orthodox?« »Ja.« »Russisch-orthodox oder griechisch-orthodox?« »Griechisch-orthodox«. Daraufhin ich: »Efcharistò / Ευχαριστώ (Danke!).« Und die Schwester: »Parakalò / Παρακαλώ (Bitte sehr)!« Und schon war die Gesprächsatmosphäre eine andere!

Bald bekam ich Besuch. Und Blumen! Massenhaft. Irgendwann sagte ich:»Hier schaut es bald aus wie in einer Aufbahrungshalle. Bitte keine Blumen mehr!« Die ganze Woche über wurde ich künstlich ernährt. An vielen Infusionen hängend, konnte ich das Bett nur verlassen, wenn ich von ihnen abgehängt wurde. Also immer abhängig von anderen! Erst viel später erfuhr ich, warum auf dieser Station alle Schwestern und Pfleger so freundlich zu mir gewesen waren: Ich war – mit 55 – mit Abstand der jüngste Patient und konnte mich, bis auf den Gang ins Bad, selbst versorgen. Nach den dort herrschenden Kategorien galt ich als »pflegeleicht«. Fuat hatte mich in seiner Nähe haben wollen – sein Büro lag keine hundert Meter weiter. Und deswegen hatte er einen Kollegen in der Geriatrie um ein Zimmer für mich gebeten.

In der besagten Woche stand in der Redaktion die Schlusskorrektur der letzten Ausgabe an, die unter meiner Regie stand. Außerdem hätte ich meinen Nachfolger einarbeiten sollen, der sich auf ein neues, dezentrales Redaktionsmodell vorbereitete. Diese Übergabe fiel ins Wasser, was es dem nächsten Chefredakteur sicher nicht leichter gemacht hat, in seine neue Tätigkeit hineinzuwachsen. Aber auf die Schlusskorrektur wollte ich und konnte ich nicht verzichten. Deswegen bat ich Astrid und den anderen Mit-

arbeiter, der seit Mai als Schwangerschaftsvertretung einge-
sprungen war und das Tagesgeschäft bestritt, in die Klinik.
Wir glichen am Krankenbett unsere Korrekturen des De-
zember-Heftes ab: 72 Druckseiten. Erst danach konnte ich
Ruhe geben – und überließ die weiteren organisatorischen
Schritte den beiden Kollegen.

Dass ich Anfang des Monats innerhalb von einer Woche
mein Büro hatte räumen müssen, bevor die Bestrahlungen
begannen, war ein herber Abschied für mich, nach siebzehn
Jahren bei den »Stimmen der Zeit«. Geplant war, dass ich
von Oktober bis Dezember neben dem Tagesgeschäft die
Büroräume auflösen sollte. Viele praktische Fragen waren
zu erledigen. Die Schlüssel gab ich noch im Oktober ab –
und machte mich bereit auf einen neuen Lebensabschnitt:
als Patient.

Meine persönlichen Habseligkeiten, Bücher und Unter-
lagen wurden in den kommenden Wochen während meiner Abwesenheit nach drei Kategorien geordnet: einpacken
– verschreddern – Altpapier. Für einen »Ordnungsfreak«
wie mich eine grauenhafte Vorstellung. Aber Eile war geboten. Es war ein schmerzhaftes Ende. Im Laufe der nächsten
Wochen wurden dann etwa dreißig schwere Kartons nach
St. Michael geliefert. Es hat fast ein Jahr gedauert, bis ich
mit dem Aussortieren soweit war. Viel ist auch dann in den
Altpapiercontainer gewandert oder zu einem Antiquar. Sic
transit gloria mundi!

Dass ich all das, was sich in siebzehn Jahren in München
und in zweiunddreißig Ordensjahren insgesamt angesammelt hatte, vielleicht nie mehr würde brauchen oder benut-
zen können, half ein wenig. Sterben lässt sich lernen und

einüben: loslassen, freigeben, nicht mehr zurückschauen – das gehört dazu. Wie froh war ich, dass ich kurz vor Allerheiligen wieder nach St. Michael zurückkehren konnte! Das Totengedenken an Allerseelen hatte für mich diesmal einen ganz eigenen Beigeschmack. Wäre ich ein Jahr später selber unter denen, derer man gedenkt, deren Namen verlesen, die vermisst und betrauert werden? Ich musste an viele Mitbrüder in Österreich und Deutschland denken, die in diesen zweiunddreißig Jahren verstorben waren, manche von ihnen, ohne besonders alt zu sein. Würde ich mich, wenn es soweit ist, verabschieden können?

12.

Auf Weihnachten zu

Die kommenden acht Wochen verliefen größtenteils ruhig. Sehr oft fühlte ich mich hundemüde. Grundlos, wie ich dachte, weil ich ja so gut wie keine Schmerzen hatte. Die körperliche Belastung der Therapie war mir nicht oder nur oberflächlich bewusst. Einzig der Termin der Operation machte mir Sorgen. Nicht so sehr, weil ich medizinisch etwas zu befürchten hatte. Eine OP im Dezember hätte bedeutet, dass ich zwei bis drei Wochen »außer Gefecht« gesetzt gewesen wäre. Ich musste damit rechnen, in dieser Zeit nicht arbeiten, d. h. nicht schreiben zu können, wusste aber noch nichts Genaueres. Die Deadline für mein Papstbuch, das im März 2018 zum fünften Jahrestag der Wahl von Franziskus erscheinen sollte, lag noch nicht endgültig fest. Aber dass ich das Manuskript irgendwann im Dezember abliefern müsste, schien mir klar. Ich befürchtete das Schlimmste und versuchte mich darauf einzustellen, das Buch eventuell aufgeben zu müssen. Durchkreuzt!

Weil der Chefchirurg im Dezember für drei Wochen verreist war, gab es zwei Optionen für einen OP-Termin: vor seiner Reise oder kurz vor Weihnachten, wenn er wieder zurück war. Beides hätte für das geplante Buch das Aus bedeutet. Der Gedanke, im zweiten Fall Weihnachten in der Klinik verbringen zu müssen, war nicht gerade erhebend. Aber hatte ich eine Wahl? Hätte ich eine gehabt? Es kam ohnehin anders: Blut- und weitere Tests ergaben, dass zwischen dem Ende der Strahlentherapie und der Operation eine größere Pause nötig war. Zwei Wochen, so die Nuklearmediziner, seien zu wenig. Die Nebenwirkungen der Behandlung, besonders der Bestrahlung, die über acht Wochen dauerte, seien nicht zu verkennen. Eine Ärztin meinte: »Ihre Dosis ist nicht zu unterschätzen. Stellen Sie sich vor, an einem Ort werden drei Atombomben gleichzeitig abgeworfen.«

So wurde der Termin ins neue Jahr verlegt und mit 18. Januar festgesetzt. Ein Donnerstag. Das verschaffte mir jedenfalls Luft für das Papstbuch. Es nahm Druck weg – gleichzeitig war nun ein Terminus ad quem festgelegt, denn in die Klinik kommen sollte ich am Tag vorher, also am 17. Januar. Als Abgabetermin für das Manuskript vereinbarte ich mit dem Lektor im Lauf der nächsten Wochen den 8. Januar. De facto wurde aber eine weitere Woche drangehängt, da ich über Weihnachten nicht sehr produktiv gewesen war und noch ein wenig Zeit brauchte. Ein Manuskript loszulassen, in die Hände eines Lektors zu geben, ist nicht ganz leicht.

Mitte November nahm ich in einer Woche an zwei Beerdigungsgottesdiensten teil. In St. Bonifaz hatte sich ein jüngerer Benediktiner, der schwer depressiv war, das Leben genommen. Ich rief den Abt an und sagte: »Johannes, ich komme, wenn es mir einigermaßen geht.« Ich wollte Solidarität in dieser schweren Stunde zeigen, und es war ein berührender Abschied. Ich konnte konzelebrieren. Erwartet worden war der Heimgang von Odilo Lechner OSB, der von 1964 bis 2003, also fast vier Jahrzehnte hindurch die Geschicke von St. Bonifaz und Andechs geleitet hatte. Weil

Karl Rahner SJ 1956 sein Primizprediger war und auch beim Silbernen Priesterjubiläum 1981 predigte, hatte er mich im Dezember 2016 zu seinem sechzigsten Weihejubiläum als Festprediger eingeladen. Als ich Leiter des Karl-Rahner-Archivs war, hatten wir immer wieder miteinander zu tun. Altabt Odilos Requiem fand im steckvollen Liebfrauendom statt – mit vielen Äbten, dem Erzbischof und seinem Vorgänger. Ich konzelebrierte. Und mir wurde schon nach einer Viertelstunde schlecht. Ich musste mich setzen. Kardinal Reinhard Marx merkte bei der Kommunion, dass ich wackelte, drückte mir die Hostie fest in die Hand und streichelte sie kurz. Das hat mich sehr berührt. Ich dankte ihm später schriftlich für diese Geste. Kardinal Friedrich Wetter, sein Vorgänger als Erzbischof von München und Freising, hat mich zwei Mal in der Klinik angerufen, und bei jeder Begegnung versicherte er mir, dass er jeden Morgen beim Stundengebet in den Laudes für mich bete. Das ist »alte Schule« – und man nimmt einem Bischof heute auch noch etwas ab! Ich schätze die Verbundenheit beider Kardinäle und ihr Anteilnehmen.

So war der Advent diesmal eine ganz eigene Zeit. Mein Kalender kannte keine Termine. Das Warten erhielt einen speziellen Charakter. Auch liturgisch. Prophetentexte, die die Sehnsucht nach dem Messias thematisieren, hatten einen eigenen Klang. Es war, auch wegen der erzwungenen Untätigkeit, eine ruhige Zeit. Schreiben konnte ich, aber es ging alles langsam. Anders als früher.

Kann es eine »Alltäglichkeit« einer Erkrankung geben? »Gewöhnt« man sich an Krebs? Vieles wird tagesabhängig. Vieles hängt schlicht und ergreifend davon ab, ob die Nacht einigermaßen gut war. Man zählt, wie oft man aus dem Bett musste. Wie lange man wach lag. Ob es Schmerzen gab. »Fit«, »ausgeschlafen«, »schmerzfrei« – nach welchen Worten auch immer einer sucht: All das bekommt einen neuen Klang – und eine neue Qualität. Der Mangel, der Defekt, das Nicht-Können oder Nicht-mehr-Können oder Nicht-mehr-so-Können steigert die Sehnsucht nach einem Zustand, den man vorher nicht so bewusst wahrgenommen hat. Es wächst die Dankbarkeit für kleine Dinge. Durchschlafen können und am Morgen ausgeruht sein, ist keine Selbstverständlichkeit mehr. Das Mitzählen beim Schlagen der Turmuhr des Liebfrauendoms in der unmittelbaren Nachbarschaft von St. Michael: ein Mal, zwei Mal, drei Mal, vier Mal; dann die Stundenschläge: eins, zwei, drei – es ist also erst drei Uhr morgens! Noch drei bis vier Stunden Bett-Zeit.

Alles Mögliche ging mir durch den Kopf, wenn ich nicht mehr einschlafen konnte: Was ist Zeit? Was ist Ewigkeit? Wie wird es nach der Operation sein, wenn ich mit einem künstlichen Darmausgang aufwache? Ob ich mich auf alles einlassen, alles »bewältigen« könnte? Mir wurde immer deutlicher bewusst, dass das neue Jahr mein Leben massiv verändern würde.

Es wurde dann ein besonderes Weihnachtsfest. Ähnlich wie einige Wochen zuvor in Rom fragte ich mich natürlich öfters: das letzte Mal vielleicht? Vor allem jedoch »packte« mich das Weihnachtsevangelium (Lk 2,1–20). Ich hörte diesmal ganz anders zu. Wenn ich in den Wochen zuvor konzelebrierend am Altar gestanden hatte, ging mein Blick immer sehr bewusst über das im Jahr 1818 ins Querschiff

(Ostwand) verbannte, im März 2016 wieder in die Mitte der Kirche zurückgeholte Kruzifix von Giambologna[31], einem Schüler Michelangelos übrigens, unter die Orgelempore. Dort ist ein kleines Jesuskind mit Weltkugel zu sehen. Darunter die Sonnenscheibe mit dem IHS-Medaillon in Gips. Darauf richtete ich mich innerlich aus. Und in dieser Nacht tat ich das ganz besonders, in Erwartung all dessen, was mir im neuen Jahr bevorstand. In jesuitisch-ignatianischer Lesart bedeutet das Christus-Monogramm übersetzt: »Wir haben Jesus zum Gefährten« (Iesum Habemus Socium). Die auf das Jesuskind bezogene Prophezeiung beim Propheten Jesaja (Jes 7,14) deutet an, worauf es im Letzten Gott ankommt, und wenn es um das Letzte geht – und der Name ist Programm! Denn Immanuel heißt wörtlich übersetzt »Gott (ist / sei) mit uns« (עמנו אל). Beim Evangelisten Matthäus wird die Jesajastelle im Traum des Josef direkt auf Jesus bezogen (vgl. Mt 1,18–25).

Jesus zum Gefährten haben: Das erschreckt mich immer wieder und immer noch, auch jetzt, im vierunddreißigsten Ordensjahr. Welcher Anspruch! Aber es tröstet mich auch: Ich darf damit rechnen, dass da einer an meiner Seite ist. Dass er zu mir steht. Vor allem aber, dass er da ist für mich – ganz so, wie es Fuat am Tag nach meiner Diagnose gesagt hatte: »Jetzt bin ich für dich da!« Weihnachten war die Steigerung dieser Zusage: Mit Jesus darf ich rechnen: immer, nicht nur temporär! Hatte ich wirklich über drei Jahrzehnte gebraucht, um das als Jesuit ganz zu realisieren? Ich

---

31 Vgl. Peter B. Steiner, Das Kreuz mitten in der Kirche. Giambologna in St. Michael in München, in: Stimmen der Zeit 234 (2016), 239–252.

bin ein Spätzünder (»late bloomer« sagen die Amerikaner)! Hatte es dafür Krebs gebraucht? Krankheiten durchkreuzen Pläne. Und sie durchkreuzen auch (theologische oder spirituelle) Vorstellungen, die erst durch durchlebte Realität, manchmal vielleicht nur durch durchlittene Realität eingeholt werden müssen.

Was ich an diesem Weihnachtsabend erfahren habe: Trost.

13.
Trost (suchen)

Das »funktioniert« nicht (oder nie wirklich gut): Anderen
Trost oder Zuversicht einreden, aufschwätzen wollen.

Als ich im September 1985 in Innsbruck in den Orden
eintrat, musste ich als Novize zwei Jahre lang jeden Mitt-
wochnachmittag im Malfattiheim, einem Senioren- und
Pflegeheim (2002 umbenannt in »Haus St. Josef am Inn
zu Nikolaus in Innsbruck«), Besuchsdienste machen. Das
nannte sich »Sozialexperiment«. Da manche Bewohner
wenig oder nur sehr sporadisch Besuch bekamen, freuten
sie sich über die Regelmäßigkeit. Bei einer beinamputier-
ten Dame schaute ich jedes Mal vorbei. Sie war mir durch
ihren trockenen Humor aufgefallen, der manchmal etwas
bissig wirkte. Ich hörte ihr gerne zu und lernte, dass nicht
ich es bin, der ihr etwas zu sagen hat. Einmal erzählte sie
mir, ihr Vater sei, als es ans Sterben ging, von einem sehr
jungen Priester besucht worden, um die »Letzte Ölung« zu
empfangen, wie man oft auch heute noch volkstümlich zur
Krankensalbung sagt (die kein »Sakrament des Todes« ist!).
Offenbar aus Unsicherheit habe dieser Priester pausenlos
auf den Sterbenden mit »frommen Worten« eingeredet und
ihm vom Paradies vorgeschwärmt. Mit den Worten »Wor'n
Sie schon amol do ent'n?« (Waren Sie schon einmal dort?)
brachte er den Seelsorger zum Verstummen. Mit hochro-
tem Kopf verließ er das Zimmer. Ich verstand das Signal
– und habe diese Erzählung nie vergessen.

Wenn man frisch operiert im Bett liegt und sich kaum umdrehen kann, ist die »fromme Dauerberieselung« oft eine Tortur, so gut gemeint sie auch sein mag. Diese Erfahrung habe ich leider selber, mehr als nur einmal, machen müssen.

Ein 1998 geschaffener Comic, den mir ein Freund einmal schickte, der (offenbar gestresst durch die langen Liturgien in der Karwoche) ein deutliches Unbehagen an vorschnellen »frommen Worten« entwickelt hatte, bringt es auf den Punkt. Er stammt von dem Wiener Comic-Zeichner, Illustrator und Lyriker Nicolas Mahler:

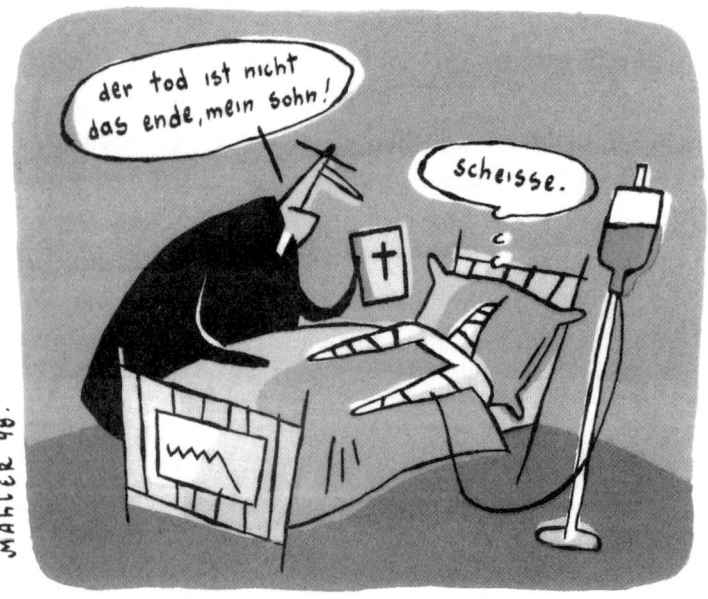

Der Tod ist nicht das Ende – ja, das stimmt, aus christlicher Sicht erst recht. Der Tod hat für Christen nicht das letzte Wort, das ist die Verheißung Jesu. Da kommt noch was! Und Paulus schreibt es den Korinthern, deren Gemeindeleben und -bildung von allerlei Streitigkeiten aufgerieben wurde, ins Stammbuch: »Eine Auferstehung der Toten gibt es nicht? Wenn es keine Auferstehung der Toten gibt, ist auch Christus nicht auferweckt worden. Ist aber Christus nicht auferweckt worden, dann ist unsere Verkündigung leer, leer auch euer Glaube.« (1 Kor 15,12–14) Fridolin Stier übersetzt mit »leerer Wahn«, andere Übersetzungen nennen einen solchen Glauben »sinnlos« (alte Einheitsübersetzung) und »ohne Grundlage« (Klaus Berger).

Aber trösten kann nur, wirklich und wirksam trösten vermag nur, was nicht zu glatt, zu schnell daherkommt. Merkt man manchmal nicht schon an der Stimme des Gegenübers, dass es zu angelernt, zu »professionell« ist, was man zu hören bekommt? Es geht in Grenzsituationen des Lebens wirklich darum, speziell wenn es um den Tod geht und die zu eröffnende Perspektive, »diese unsere eschatologische *Hoffnung* für heute zu dolmetschen«[32].

Die in Galizien, einem Kronland Österreich-Ungarns, geborene Dichterin Mascha Kaléko (1907–1975)[33] drückt die Erfahrung des Überdrusses so aus:

---

32 Johannes B. Brantschen, Warum lässt der gute Gott uns leiden? Antwortversuche auf die Zumutungen des Lebens. Freiburg 2015, 9.

33 Bereits 1935 aus der Reichsschrifttumskammer ausgeschlossen und mit Schreibverbot belegt, verpasste sie beinahe den Sprung von Berlin ins (zweite) Exil in New York, weil sie sich von der Metropole an der Spree nur schwer trennen konnte; vgl. Beatrice Eichmann-Leutenegger, Die Dichterin Mascha Kaléko (1907–1975), in: Stimmen der Zeit 228 (2010), 196–208.

Leben vor dem Tode

Was nachher kommt, wie sollen wir das wissen?
Doch wenn es stimmt, was mir schon oft geträumt,
dann werd ich leider wiederkommen müssen,
um nachzuholen, was ich hier versäumt.

Nie störte mich die Kürze dieses Lebens,
Mir reicht, was mir geschah, was ich ertrug,
Nochmal von vorn das Ganze? Nein, vergebens.
Herr, laß mir meine Ruh. Ich hab genug.[34]

Erlebt hatte ich des Öfteren als Priester, dass der, der trösten kann, selber oft ungetröstet bleibt. Vielleicht, weil ich nicht wie ein Verhungernder, der nach jedem Bissen greift, aus war nach einem Stück Trost. »Mein« Trost in der Christmette 2017 kam, wie Ignatius von Loyola im Exerzitienbuch bei den Regeln zur »Unterscheidung der Geister« (vgl. EB 330, 336) sagen würde, »ohne vorausgehende Ursache« (consolación sin causa precedente). Einfach so. Plötzlich. Beim Blick vom Altar zum Jesuskind unter der Empore.

»Trost ohne vorausgehende Ursache«: »Das ist«, meint der Schweizer Jesuit und Psychotherapeut Bruno Lautenschlager, »ein Urtrost, wo der Mensch ganz bei sich ist, wo er sich ganz frei fühlt, wo er wirklich spürt, dass er in seiner

---

34 Mascha Kaléko, In meinen Träumen läutet es Sturm. Gedichte und Epigramme aus dem Nachlaß. Hrsg. u. mit einem Nachwort versehen v. Gisela Zoch-Westphal. München [29]2009, 167.

innersten Mitte gemeint ist und dass er sich von dieser innersten Mitte her zu entscheiden hat.«[35] Von Hugo Rahner gibt es dazu, ebenso wie von Karl Rahner, Tiefschürfendes zu lesen[36].

Aber es geht ja nicht – und ging mir in dieser Situation schon gar nicht – in erster Linie um kluge Literatur, um die akademische Interpretation eines Ordensgründers. Ich fragte mich damals auch nicht: Ist das jetzt eine Gotteserfahrung? Ist das eine mystische Erfahrung? Ich ging jedenfalls getröstet, gestärkt, aufgerichtet durch diese Weihnachtszeit und auf das neue Jahr zu, von dem ich wusste, es würde Veränderungen bringen und Einschnitte. Diese Art von innerer Gewissheit half mir auch, als ich am Christtag für vier Tage nach Bregenz zu meinen Eltern fuhr, wo ich im Blick auf die anstehende Operation allerhand bange Fragen zu hören bekam.

Besser als jedes Wort tröstet eine Hand, die einen hält oder drückt, oder eine Umarmung. Echte, wirksame Seelsorge hat immer mit Zuwendung zu tun. Da muss man manchmal zupacken, also im sprichwörtlichen Sinn »handgreiflich« wer-

---

35 Eckhard Frick – Bruno Lautenschlager, Auf Unendliches bezogen. Spirituelle Entdeckungen bei C. G. Jung. München 2007, 88.

36 Vgl. Hugo Rahner, »Werdet kundige Geldwechsler«. Zur Geschichte der Lehre des heiligen Ignatius von Loyola von der Unterscheidung der Geister, in: Friedrich Wulf (Hrsg.), Ignatius von Loyola. Seine geistliche Gestalt und sein Vermächtnis. 1556–1956. Würzburg 1956, 301–341; Karl Rahner, Die Ignatianische Logik der existentiellen Erkenntnis. Über einige Probleme in den Wahlregeln der Exerzitien des heiligen Ignatius, in: ebd., 343–405. – Beide wirkmächtigen Aufsätze sind später mehrfach oder verändert bzw. erweitert erschienen, etwa in Sammelbänden (»Ignatius von Loyola als Mensch und Theologe«) bzw. in »Sämtlichen Werken« K. Rahners.

den – und schweigen, statt zu reden. Aber manche halten das Schweigen offenbar nicht aus. »Tröstet einander« – aber eben nicht nur mit Worten!

Als er bei seinem Pastoralbesuch in Manila (Januar 2015) der zwölfjährigen Glycelle Palomar zuhörte, die von ihrem Schicksal als Straßenkind erzählte, das sich prostituieren musste, war Papst Franziskus sichtbar erschüttert – und umarmte das Mädchen lange und fest[37]. Und sagte später, vom Manuskript abweichend, auf die Frage des Mädchens, wie Gott so etwas habe zulassen können, sie habe eine Frage gestellt, »auf die es keine Antwort gibt«[38]. Die spätere Beobachtung stimmt: »Eine päpstliche Umarmung auf eine unbeantwortbare Frage!«[39]

Bevor der erst 55-jährige französische Kardinal Pierre Veuillot, der Erzbischof von Paris war, im Jahr 1968 nach dreimonatiger qualvoller Agonie an Leukämie verstarb, vertraute er einem Freund, Erzbischof Marc-Armand Lallier von Marseille, dies an: »Wir verstehen es meisterhaft, schöne Sätze übers Leiden zu machen. Auch ich habe übers Leiden in ergreifenden Worten gepredigt. Sagen Sie den Priestern, sie sollen lieber schweigen: Wir wissen nämlich nicht, was Leiden heißt. Als ich dies einsehen musste, habe ich nur noch geweint.«[40] Karl Rahner meint in einem Artikel: »Die

37 Vgl. dazu Andreas R. Batlogg, Der evangelische Papst. Hält Franziskus, was er verspricht? München 2018, 251.
38 Zitiert nach: http://w2.vatican.va/content/francesco/de/speeches/2015/january/documents/papa-francesco_20150118_srilanka-filippine-incontro-giovani.html.
39 Johannes B. Brantschen, Warum lässt der gute Gott uns leiden?, 9.
40 Zitiert nach: ebd., 12.

Unbegreiflichkeit des Leides ist ein Stück der Unbegreiflichkeit Gottes.«[41]

Lange war nur von Menschenaffen, Krähen und Hunden bekannt, dass sie für ihre Artgenossen Mitgefühl empfinden können. Mittlerweile weiß man, dass sogar Elefanten einander trösten. Ließe sich von Tieren lernen?

41 Karl Rahner, Warum lässt uns Gott leiden?, in: ders., Schriften zur Theologie. Bd. 14. Zürich 1980, 450–466, 463; jetzt in: ders., Sämtliche Werke. Bd. 30. Freiburg 2009, 373–384, 383.

14.
Ein neues Jahr –
mein letztes?

Weil ich mit dem Manuskript meines Papstbuches noch nicht fertig war und über Weihnachten nicht viel schrieb, kam ich noch vor dem Silvesterabend nach München zurück. Viel Zeit blieb mir nicht mehr. Und es war klar, dass ich die Papstreise nach Chile und Peru, die am 15. Januar startete, nicht mehr würde auswerten können. Das Schreiben lenkte ab.

Aber das Jahresende warf, erstmals in meinem Leben, auch die ganz grundsätzliche Frage auf: Ist das vielleicht mein letztes Jahr? Solche Fragen kommen nicht nur in Zeiten der Trübsal auf, in Phasen der Depression. Sie melden sich einfach – und es ist nicht schlecht, ihnen eine Weile nachzugehen, in einer Kirchenbank zu sitzen, nachzudenken, zu überlegen. Vieles wird dabei relativ. Die Jahresschlussandacht in St. Michael bekam für mich diesmal einen ganz eigenen Charakter. Man weiß ja nie … Trotzdem ging ich zuversichtlich ins neue Jahr.

In den ersten drei Monaten meiner Erkrankung hatten sich ganz wunderbare neue Freundschaften entwickelt. Oder alte wieder aufgefrischt. Auch eine Erfahrung: Wer krank ist, erfährt Solidarität von anderen Kranken und solidarisiert sich – sofern man sich nicht in der eigenen Krankheitsgeschichte vergräbt oder total abschottet, was auch vorkommen soll.

Niklaus Brantschen SJ, in der Schweiz, aber auch darüber hinaus, ein bekanntes »Gesicht« des Ordens, gehört dazu. Er war jahrzehntelang »Frontman« des Bildungshauses Bad Schönbrunn, das während seiner zweiten Amtszeit in Erinnerung an den Japan-Missionar und Zen-Meister Hugo Makibi Enomiya Lassalle SJ (1898–1990) in »Lassalle-Haus« umbenannt wurde. Mitte Dezember 2017 hatte Niklaus in der Evangelischen Stadtakademie in München sein neues Buch »Zwischen den Welten daheim« vorgestellt, geschrieben im Blick auf die Vollendung seines 80. Lebensjahres. Er übernachtete drei Tage in meiner Kommunität. Und ließ mir gleich am ersten Tag, als ich ihm noch nicht begegnet war, ausrichten, er wolle mit mir sprechen. »Was will er denn, hat er eine Botschaft des Schweizer Provinzials mitgebracht?«, fragte ich den Kirchenrektor. »Das wird er dir selber sagen.«

Es war dann, zu meiner Überraschung, ein längeres Gespräch. Niklaus hatte zwei Tage, bevor er nach München fuhr, die Diagnose Magenkrebs erhalten. Jetzt wollte er von mir wissen, wie ich seinerzeit die Diagnose aufgenommen hatte, wie es mir am Tag danach ging, welche Gedanken mir in den ersten Tagen durch den Kopf geschossen wären. Da er noch keine weitergehenden Untersuchungen über sich hatte ergehen lassen können, wusste er noch nicht, ob er Metastasen hatte. Ich sagte ihm: »Wenn das der Fall wäre, überleg' dir, ob eine aufwändige Behandlung lohnt. Aber wenn du leben willst, dann kämpfe und lass dir nicht einreden, mit achtzig habe man das Leben hinter sich.«

Seither stehen wir in regelmäßigem Kontakt – eine ganz unerwartete Freundschaft ist daraus geworden. Ich empfinde sie als wunderbares Geschenk. Bis Weihnachten war der Kontakt umständehalber recht eng. Zwei Tage vor Weihnachten rief er mich aus der Intensivstation an, tags zuvor war er operiert worden – der Magen wurde dabei komplett entfernt: »Jetzt habe ich dich rechts überholt«, meinte er, auf die prompte Operation anspielend. Und ich wusste: Die Narkose hat seinem Humor nicht geschadet! Seither kämpft Niklaus, dessen Gewicht unter sechzig Kilo fiel, um jedes Gramm. Er kann nicht viel, muss aber mindestens fünf bis sieben Mal pro Tag essen, »Vogelportionen« nennt er das. Speiseröhre und Darm wurden bei der Entfernung des Magens zusammengenäht. Die Einladung, einmal eine Woche nach Bad Schönbrunn zu kommen, blieb lange uneingelöst. Wegen anhaltender Probleme bzw. Rückfälle wurde im Herbst 2018 ein Aufenthalt von zwei Monaten daraus!

Offenbar können sich durch schwere Erkrankungen auch ganz neue Beziehungen von ungeahnter Tiefe ergeben, solidarisches Zuhören, mitfühlendes Mitgehen, aufmerksames Interesse – die das Gefühl geben, nicht allein unterwegs zu sein. So ist es auch mit einem österreichischen Mitbruder, der seit seinen Jugendtagen mit manischen Depressionen zu kämpfen hat. Er ruft regelmäßig an oder schickt mir eine SMS, um sich nach meinem Befinden zu erkundigen. Solche Zeichen der Verbundenheit tun gut.

Ich schrieb weiter an meinem Papstbuch – und musste einen Punkt finden. Anfang der Woche, in der ich in die Klinik einrücken sollte, schickte ich meinem Lektor die Datei: Das war der 16. Januar, ein Dienstag. Am Montag wie auch am Dienstag war ich sehr früh, vor fünf Uhr, aufgestanden und hatte noch auf „Teufel komm raus" geschrieben. Aber schon am Montagmorgen merkte ich, dass alles gesagt bzw. geschrieben war. Ich musste den Text loslassen. Ich rechnete damit, am Monatsende, also gut zehn Tage nach der Operation, wieder an einem Schreibtisch sitzen zu können. Die ersten Texte waren im Mai des Vorjahres entstanden, ab August war ich kontinuierlich am Schreiben gewesen. Durch die im Oktober begonnene Behandlung geriet der Flow ins Stocken, ich war praktisch über Nacht aus der Redaktion ausgestiegen, musste eine Woche in der Klinik verbringen und war ab November mehr oder weniger nur einen halben Tag lang fit, um nachdenken und schreiben zu können. Im Nachhinein bin ich froh, dass ich das Manuskript abschließen und guten Gewissens übergeben konnte. Dass es mein »Testament« sein könnte, kam mir nie in den Sinn. Aber als der Lektor fragte, ob das Buch auch posthum erscheinen könne, also auch dann, wenn ich sterben würde, hat es mich schon etwas »gerissen«.

Lange hatte ich nicht überlegen müssen, für mich war es eigentlich eine Selbstverständlichkeit, ich merkte aber, dass meine Eltern und einige andere, denen ich davon erzählte, mit leichtem Befremden oder irritiert reagierten: Ich hatte um die Krankensalbung gebeten – die ja immer noch hartnäckig im Ruf steht, die Letzte Ölung zu sein (»Du wirst doch nicht etwa …?«). Es ist etwas ganz anderes, dieses Sakrament selbst gespendet zu bekommen als es zu spenden. Ich bat den Pater Minister, einen erfahrenen Seelsorger und Kirchenrektor der Bürgersaalkirche, mir diesen Dienst zu erweisen. Außerdem bat ich zwei weitere Mitbrüder, dafür mit in die Kreuzkapelle von St. Michael zu kommen. Die ganze Kommunität dabei zu haben, wäre mir für diese gewissermaßen intime Situation nicht passend gewesen. Einer der beiden verschlief den Termin, er war ihm nicht wichtig.

Es war ein ernster Moment. Die Feier dauerte nicht lange, ich würde sagen: Sie war jesuitisch nüchtern angelegt. Aber uns allen war klar, nicht nur mir, dass es nun bald »losgehen« würde. Und da jede schwere Operation ihre Risiken hat, war uns auch bewusst, dass etwas ganz Anderes, Unbestimmtes beginnt.

15.
Die Operation

Am Mittwochmorgen packte ich meinen Koffer, wie schon im Oktober einmal, um mich in Richtung Nußbaumstraße in die Chirurgische Klinik aufzumachen. Das Angebot, dorthin begleitet zu werden, nahm ich von meiner Freundin Monika gerne an. Als Ärztin war ihr bewusst, was es für jemanden bedeutet, auf eine schwere Operation zuzugehen. Ich bat sie, nicht gefahren zu werden. Denn ich wollte noch einmal durch unsere Kirche gehen, mich quasi verabschieden. Der Fußweg zum Sendlinger Tor bzw. zur Klinik dauert nicht länger als eine Viertelstunde. Auch beim Einchecken war sie dabei – ohne den berühmten Strichcode existiert man in einer Klinik nicht[42]. Und da noch Zeit war, gingen wir, nachdem ich mein Bett zugewiesen bekommen hatte, noch zusammen in die Cafeteria. Ich genehmigte mir ein letztes Bier. Wer weiß …

Prompt kam es ganz anders. Kurz nach 16 Uhr, ich lag bereits im Bett und hatte schon einen Teil der für die am nächsten Tag geplante Operation vorgesehenen Abführmittel eingenommen, erschien ein Pfleger und teilte mir mit, dass die OP um einen Tag verschoben werden müsse. Es habe einen Notfall gegeben, der den OP-Plan durcheinandergebracht habe. Da nur zwei OP-Säle zur Verfügung standen,

---

42 Der »Papierkram« ist enorm. Inzwischen füllt er einen Aktenordner: Behandlungsvertrag, Einwilligungserklärungen …

sei ein Stau entstanden. Ob ich damit einverstanden sei, dass die Operation erst am Freitag sei. Es wurde mir freigestellt, in der Klinik zu bleiben oder zuhause zu übernachten. Natürlich war mir das lieber, und so wurde ich bis zum kommenden Tag 16 Uhr beurlaubt. Was ich unterschätzt hatte: Die Abführmittel wirkten bereits, auf dem Heimweg war leider kein Halten mehr, sodass ich erst einmal duschen musste. Aber immerhin: daheim! Die Mitbrüder staunten nicht schlecht, als sie mich plötzlich wieder sahen. Ich hatte unerwartet einen ruhigen Abend, kochte mir noch etwas und hatte am folgenden Mittag eine weitere »Henkersmahlzeit« in der Kommunität, bevor ich wieder »einrückte«.

Anfang Dezember hatte Professor Klaus Hallfeldt, Bereichsleiter der Endokrinen und Viszeralchirurgie der Chirurgischen Kliniken Campus Innenstadt der LMU München, zu welcher ein international anerkanntes Zentrum Endokrine Tumore gehört, mit mir die Operation besprochen. Es waren viele Informationen. Alles verstanden habe ich nicht, aber ich ließ mir damals hinterher einiges auch noch von Monika erklären. Außerdem kam am Nachmittag ein Oberarzt vorbei, den ich der Aussprache und dem Namen nach gleich als Südtiroler identifizieren konnte. Er ging mit mir die OP noch einmal durch, nachdem mir zuvor ein Anästhesist erklärt hatte, welches sein Part bei der OP sein würde. Jetzt verstand ich, dass ich drei Mal »angebohrt« werden würde: ein kleines Loch für die Kamera, die Bilder auf einen Bildschirm übertragen würde; ein weiteres, in das Luft gepumpt wurde, um die Bauchdecke zu heben; und schließlich die eigentliche Operationsstelle, die der Fläche eines DIN-A4-Blattes entsprechen würde. Erstmals verstand ich auch besser, dass in einem zweiten Schritt ein künstlicher Darmausgang gelegt werden würde.

Im Medizinerdeutsch wurde die minimalinvasive Operation so beschrieben: »Am 19. 01. 2018 konnte eine laparoskopisch assistierte tiefe anteriore Rektumresektion mit totaler mesorektaler Exzision onkologisch gerecht durchgeführt werden. Aufgrund der Tiefe der Anastomose wurde ein protektives Ileostoma vorgeschaltet.« Bin das ich?

Mit dem Südtiroler Privatdozenten Roland Ladurner habe ich bis heute Kontakt. Er hat mich vorbildlich betreut. Ich konnte mit ihm auch über meine Ängste und Bedenken sprechen. Und das nicht nur ein Mal. Überhaupt habe ich nur beste Erfahrungen mit meinen Chirurgen, die Fuat vermittelt hatte, gemacht. Ich habe sie als menschlich und als mitfühlend erlebt und hatte nie den Eindruck, ihnen mit meinen Fragen, die vielleicht manchmal Kinderfragen waren, auf die Nerven zu gehen. Auch das Pflegepersonal habe ich als sehr professionell und einfühlsam erlebt – die mir nur aus den Medien bekannte, in Deutschland politisch hoch brisante Rede vom »Pflegenotstand« wurde jetzt allerdings sehr real. Es fehlt an allen Ecken und Enden, und das Personal leistet trotzdem großartige Arbeit.

So ging es in den Abend. Ein paar Anrufe machte ich noch. Irgendwie hatte ich das Gefühl: Mit dem und jenem willst du noch einmal sprechen, bevor … Ich hatte einen angenehmen Zimmernachbarn, der an der Schilddrüse operiert worden war und auf seine Entlassung wartete. Er kam mich eine Woche später besuchen und schenkte mir dabei die DVD des Romans von Umberto Eco »Der Name der Rose«. Die Nacht war dann ruhig. So problemlos ich eingeschlafen war, so mulmig wurde mir beim Aufwachen. Ich wusste, dass ich kurz nach 7 Uhr abgeholt werden würde. Ich sollte mich davor duschen, wurde am Bauch rasiert – und dann kam der »Fahrdienst«: ein Pfleger, der mich im Bett zum Lift schob. Die Schwestern und Pfleger wünschten alles Gute – als ob ich auf eine Reise gehen würde. Ich begann zu beten. Was sonst kann man noch tun auf diesem Weg? Ein Stockwerk tiefer dann anderes Personal, in weinroter Uniform, wenn ich mich recht erinnere. Es ging, nachdem ich »umgebettet« worden war, durch eine Schleuse – dann eine Landschaft aus Apparaten, Instrumenten und Schläuchen. Ich wurde fixiert, bekam eine warme Decke, eine Vene wurde angestochen (was mir nie etwas ausmachte, im Gegensatz zu Tabletten). Ein vager Blick in den OP-Saal. Die beiden Anästhesisten stellten sich vor. Ein paar Takte noch, beruhigende Worte und die Frage, ob alles passt. Und dann – »Sendepause«.

Wie schnell ich einschlummerte, weiß ich ebenso wenig wie ich mich nicht daran erinnern kann, was ich zuletzt gesagt oder gefragt habe. Ich wusste nur: Die Operation wird vier bis fünf Stunden dauern. Es kommt in dieser Situation der Punkt, an dem man sich anderen und ihrer Kunst übergeben muss, ohne zu wissen, wie es danach weitergeht. Im Nachhinein fragte ich mich: Was empfinden die Chirurgen, wenn sie mich aufschneiden? Was bekommen sie zu sehen? Wie muss ich mir den Tumor vorstellen, den ich auf den CT-Bildern nie ausmachen konnte, so wenig wie ich jemals auf einem Ultraschallbild ein Baby erkannt hatte, das mir werdende Mütter stolz entgegengehalten hatten.

Nach der Operation, die, wie ich erfuhr, etwas über vier Stunden gedauert hatte und zur vollen Zufriedenheit der

Chirurgen verlief, wurde ich in einen Aufwachraum gebracht. Mein Mitbruder Karl war schon um 13 Uhr einmal da. Aufgewacht bin ich aber erst gegen 14:30 Uhr – ich hörte das Piepsen von Apparaten, durch Vorhänge getrennt von anderen Patienten im Aufwachstadium. Karl hielt meine Hand. Noch heute bekomme ich sofort feuchte Augen, wenn ich an diesen Moment denke. Ich war froh, ihn zu sehen und merkte augenblicklich, dass jetzt ein anderes Krankheitsstadium beginnt. Überall hingen Schläuche. Ich hatte einen Blasenkatheder gelegt bekommen und den künstlichen Ausgang. Beides sah ich nicht. Schmerzen hatte ich keine. Aber an Karls Blick spürte ich: Da liegt jetzt einer, der einen sehr schweren Eingriff hinter sich hat – und wieder aufgewacht ist! Er stand auf und umarmte mich. Das tat gut! Als er sich wieder setzte, bat ich ihn – ich weiß nicht mehr genau warum –, mir etwas vorzusingen.

Trotz des Gepiepses der Apparate um mich herum hatte ich den Eindruck einer Stille, vielleicht assoziierte ich damit Totenstille. »Was soll ich denn singen?«, fragte Karl. »Herr, ich bin dein Eigentum« (GL 435), schoss es aus mir heraus. In Vorarlberg wird dieses Lied bevorzugt auf Beerdigungen gesungen. Erst in St. Michael hatte ich es als ein Lied entdeckt, das Vertrauen bewirbt und Trost spendet und auch während des Jahres gesungen wird:

Herr, ich bin dein Eigentum,
dein ist ja mein Leben
(...)
Väterlich führst du mich auf des Lebens Wegen
meinem Ziel entgegen.

Besonders zwei Gedanken aus der zweiten und der vierten Strophe hatten es mir angetan, und ich wollte sie hören:

So weiß ich, du hast mich
in die Hand geschrieben,
ewig mich zu lieben.
(...)
Dass ich dann fröhlich kann
dir am End der Zeiten,
Herr, entgegenschreiten.

Das leise Singen beruhigte mich. Ich war unglaublich froh, dass ich beim Aufwachen nicht allein war! Wann und wie ich dann in mein Zimmer auf der Station zurückgebracht wurde, weiß ich nicht mehr. Mein Bettnachbar war inzwischen entlassen worden. Ich hatte das Zimmer für mich allein. Aber wegen der starken schmerzstillenden Medikamente kann ich mich nicht mehr an viel erinnern. Fuat war noch in die Aufwachstation gekommen, um nachzuschauen.

Wir hatten vereinbart, dass Karl meine Eltern und einige Freunde und Bekannte über den aktuellen Stand informieren würde. Mein Handy hatte ich für einige Tage abgeschaltet. Ich wurde künstlich ernährt, musste also weder essen noch trinken. Tag 1 ging ruhig zu Ende. Ich schlief viel und wurde regelmäßig überwacht, die Infusionen wurden alle zwei Stunden kontrolliert oder erneuert. Aber ich bekam nicht viel davon mit. Am frühen Abend kamen auch die beiden Chirurgen vorbei. Bestaunten sie »ihr Werk«? Ich bedankte mich jedenfalls und erhielt erste Informationen über den OP-Verlauf: Sie waren sehr zufrieden. »Das wird schon alles wieder«, meinte Dr. Ladurner. Ermutigung tut gut, wenn sich mit der Zeit unvermeidlicherweise eine Reihe von Ängsten melden. Stets hat er, ebenso wie Fuat, meine Fragen geduldig angehört und verständlich beantwortet.

16.
Die Tage danach:
Komplikationen

Mein Klinikaufenthalt sollte etwa eine Woche dauern. Ich wusste – theoretisch –, dass jeder Tag zu viel im Bett einen Tag zusätzlich in der Reha bedeuten würde. Das scheint eine Faustregel zu sein. Hatte ich während der Bestrahlung im Herbst vier Kilogramm verloren, waren es Ende Januar insgesamt elf Kilo. Ich nahm die äußere Veränderung weniger wahr als Besucher, die in ein abgemagertes Gesicht schauten und auch meine sonstige Schwäche mitbekamen – Ausdruck der schweren Operation, die ich erst nach und nach so richtig realisierte.

Schon am zweiten Tag erhielt ich einen neuen Zimmernachbarn, der mit einer Nierenkolik eingeliefert worden war. Ein Amerikaner übrigens. Er schaute den ganzen Tag im Fernsehen Tennisturniere an und telefonierte dann mit seinem Handy herum: Dieses Match musst du unbedingt sehen! Für mich war die permanente TV-Berieselung weniger lustig.

Nach zwei oder drei Tagen sollte ich das erste Mal aufstehen. Allein ging das gar nicht. Ich konnte schlicht nicht auf meinen Beinen stehen – eine ganz neue Erfahrung. Also half ein Pfleger, ich erhielt Krücken und bald einen Rollator. »Mobilisieren!«, lautet das Kommando, und ich verstand mit der Zeit, dass es dazu einige Vehemenz braucht. Am Anfang war ich völlig auf fremde Hilfe angewiesen.

Kleine Erfolge sind schon große Leistungen: allein aus dem Bett aufstehen können; die verschiedenen Flaschen selber abhängen; allein bis ins Bad gelangen; das erste Mal vor die Zimmertür: zehn Meter gehen, dann den halben Gang entlang, dann einmal den ganzen ... Verwunderung, dass einfachste Handgriffe schwer fallen. Enttäuschung, wenn etwas nicht klappt. Dankbarkeit, wenn etwas gelingt. Schritt für Schritt – ich erinnerte mich oft an dieses Motto meines Novizenmeisters Stefan Hofer SJ († 2008).

Ungeduldig wurde ich trotzdem und fragte nach drei Tagen, wie viele Nächte ich (noch) in der Klinik würde verbringen müssen. Die Prognose lautete: etwa eine Woche. Doch plötzlich stellten sich Komplikationen ein. Es begann mit Schluckauf. Dann eruptives Erbrechen. Beim ersten Mal dachte ich, ich würde sterben, als ich die Fontäne, die sich über das gesamte Bett ergoss, sah. Es war aber nicht Blut, sondern Mageninhalt. Beim ersten Mal war es nachmittags, das nächste Mal um 3 Uhr morgens, das wiederholte sich einige Male. Abhilfe geschaffen wurde zunächst mit einer Magensonde.

Eine aus Saudi-Arabien stammende Ärztin informierte mich über den Eingriff. Ich suchte nach allen möglichen Ausreden, nachdem ich erfahren hatte, dass das ohne Betäubung geschieht. Dass sie das schon Hunderte Male gemacht hatte, war für mich kein Trost. Aber es ging nicht anders. Schließlich gab ich auf, geriet aber derart in Panik, als sie die Sonde über die Nase und die Speiseröhre in Richtung Magen schieben wollte, dass sie kurz unterbrechen musste.

Auch so ein kleiner, noch dazu unangenehmer Eingriff hat mit Vertrauen zu tun. Ich schämte mich etwas für meine Wehleidigkeit und merkte erst allmählich, dass ich mich völlig verkrampft an ihrem Arm festgehalten hatte. Beim zweiten Versuch hat es dann geklappt. Aber aus einem Tag wurden drei Tage, in denen ich heftige Alpträume hatte und allerhand Fantasien (vor allem Durst) entwickelte – und ich war heilfroh, als die Sonde dann – ruckzuck – entfernt wurde. Leider wiederholten sich die Probleme kurz darauf, sodass noch einmal eine Magensonde gelegt werden musste. Diesmal ließ ich das widerstandslos über mich ergehen.

Am 29. Januar – immerhin schon zehn Tage nach der OP – machte ich mit dem Rollator Gehübungen auf dem Gang und war stolz, eine größere Runde gedreht zu haben. Da kam Professor Hallfeldt auf mich zu. Wegen der aufgetretenen Probleme müsse ich noch einmal operiert werden, und zwar gleich am nächsten Morgen. Ich fiel aus allen Wolken. Noch einmal eine Vollnarkose? Es würde nicht länger als zwanzig Minuten oder eine halbe Stunde dauern. Aha. Die Operation sei notwendig, weil die Durchtrittsstelle an der Bauchdecke für den künstlichen Darm zu eng gezogen worden war. Davor staute sich der Darminhalt. Und suchte natürlich ein Ventil – deswegen die Fontänen!

Ich war sehr niedergeschlagen. Mir war daran gelegen, möglichst bald entlassen zu werden und nach St. Michael zurückzukehren. Am 2. Februar 2006 hatte ich dort in die Hände des damaligen österreichischen Provinzials, der später nach Rom berufen wurde und im Juni 2015 bei einer Bergtour im Gran-Sasso-Massiv tragisch zu Tode gekommen ist, die feierlichen Professgelübde abgelegt, einundzwanzig Jahre nach meinem Ordenseintritt: die endgültige

Bindung an den Jesuitenorden. Außerdem ist der 2. Februar (1945) der Todestag des Jesuiten Alfred Delp, der wegen seiner Mitgliedschaft im Kreisauer Kreis in Berlin hingerichtet worden ist; er gehörte vom Sommer 1939 bis zur Aufhebung der Zeitschrift durch die Nationalsozialisten im April 1941 der Redaktion der »Stimmen der Zeit« an. Würde das nun noch gelingen? Oder war auch dieser Plan durchkreuzt?

Im Medizinerkauderwelsch liest sich der Eingriff so: »Bei Anschwellen des Ileostomas kam es nach ca. einer Woche zu Übelkeit und Erbrechen, sodass wir am 30. 01. 2018 die Stoma-Durchtrittsstelle in einem Kurzeingriff erweitert haben. Wir können daher Herrn Dr. Batlogg in gutem Allgemeinzustand in die häusliche Pflege entlassen.« Das sollte tatsächlich bereits am 1. Februar der Fall sein. Der Hoffnungsschimmer in diesem Bericht: »Rückverlagerung des Ileostomas in drei Monaten möglich.«

Wegen der in den letzten Tagen aufgetretenen Probleme und der neuerlichen kleinen Operation hatte ich drei Besuche einer (Stoma-)Pflegefachkraft nur oberflächlich mitbekommen. Schwester Barbara sollte mich instruieren, damit ich mich zuhause selbständig würde versorgen können. Bisher wurde ich ja mittels einer Nachtdrainage versorgt und musste selber nichts tun. Erst beim zweiten oder dritten Besuch konnte ich überhaupt auf die rechte Bauchseite hinschauen. Es ekelte mich. Angreifen? Das kam schon gar nicht in Frage. Einen künstlichen Darmausgang, der nach einer Operation temporär oder dauerhaft die Darmentleerung durch den After übernimmt, nennt man Stoma (griech. für: Mund, Öffnung). Ileostomie nennt man die

Ausleitung des Dünndarms durch die Bauchdecke. Weil die Eindickung des Stuhles durch den Dickdarm fehlt, sind die Ausscheidungen aus dem Ileostoma zumeist sehr dünnflüssig, breiig und aggressiv – beste Voraussetzungen für Hautreizungen. Da das Stoma keinen Schließmuskel hat, hat man keine Kontrolle über die Ausscheidungen. Ein Beutel fängt diese auf.

Die postoperative Erstversorgung nahm mir alles ab – nach der Entlassung sollte ich mich selber darum kümmern können. In einer sehr lehr- und hilfreichen Broschüre las ich: »Sehen Sie Ihrem Entlassungstag mit gemischten Gefühlen entgegen? Mit etwas Zeit, Ruhe und Routine werden Sie den Einstieg in Ihren Alltag wiederaufnehmen. Einerseits wollen Sie gern nach Hause, andererseits möchte Sie die Sicherheit der Klinik ungern verlassen.«[43]

Genau so war es! Einerseits konnte es mir nicht schnell genug gehen mit der Entlassung. Andererseits fragte ich mich bange: Wie schaffe ich das allein? Kann ich mich selbständig versorgen? Das hieß: Anlegen der Basisplatte am Bauch und Zuschneiden auf die richtige Größe mittels einer Schablone, Anpassen (weil sich das Stoma mit der Zeit verändert), mehrmalige Entleerung des Beutels auf der Toilette, Pflege der Haut, Reinigung, Wechsel des Beutels täglich oder jeden zweiten Tag. Das alles im Stehen, eine kleine Mülltüte wird in den Hosenbund geklemmt, um die Kompresse und den Beutel zu entsorgen ... Es ist eine Prozedur, die Aufmerksamkeit und Zeit braucht. Manch-

---

43 Vgl. Coloplast GmbH, ... das Leben geht weiter. Ratgeber für Ileostomaträger. Hamburg o. J., 17.

mal schmerzt das Lösen der Klebefläche auf der Haut, die leicht gereizt wird. Vor dem Schlafengehen darf man nicht vergessen, den Beutel sicherheitshalber zu entleeren, um in der Nacht nicht unangenehme Überraschungen zu erleben.

Schwester Barbara machte mir Mut und redete mir gut zu. Später erfuhr ich von Dr. Ladurner, dass bei der Korrektur-OP am 30. Januar kurz überlegt worden sei, den Darm sofort zurück zu verlegen, weil die Ärzte wussten, wie schwer ich mich mit dem Stoma tat. Aber das Risiko von gravierenden Komplikationen ist zu groß – und drei Monate sei ohnehin die untere Grenze und durchaus zumutbar. Ich tröstete mich mit dem Gedanken, dass Tausende Menschen in Deutschland damit umgehen können und ich nicht der Erste sein würde, der dabei völlig versagt.

17.

Wieder zuhause

Die Freude darüber, die Klinik endlich verlassen zu dürfen, überwog schlussendlich – und ich verdrängte meine Ängste, wie ich mit der Selbstversorgung zurechtkommen würde. Außerdem hatte ich eine Notfallnummer für einen ambulanten Dienst bekommen, der besonders in den ersten Tagen abrufbar war. Und ich hatte Monika, meine Arzt-Freundin, im Hintergrund. Das gab Sicherheit.

Peter, der für Kranke in der Kommunität zuständige Mitbruder, holte mich ab. Ganz komisch: Plötzlich spürte ich das Bedürfnis, mich vom Pflegepersonal richtig zu verabschieden. Der Gedanke war da: Ich hätte die Station ja auch anders, liegend, und die Klinik im Sarg verlassen können! Zwei Wochen war ich auf sie völlig angewiesen gewesen. Aber ich wusste auch: In drei Monaten sehen wir uns wieder.

Das erste Mal wieder auf der Straße! Es lag Schnee. Das Einsteigen und Verstauen des Gepäcks, das Zusammenklappen des Rollators – ich merkte gleich, dass die Dinge etwas anders laufen als bisher. Und war glücklich, endlich wieder in meinem eigenen Zimmer zu sein und in meinem eigenen Bett schlafen zu können!

In den Gottesdienst tags darauf konnte ich nur mit dem Rollator gehen. Weil sie in München eine Konferenz hatten, standen neben dem deutschen Provinzial auch die Provinziale aus Zürich, Wien, Budapest und Vilnius (Litauen) am Altar. Ich war besonders froh, Bernhard, den österreichischen Provinzial, zu sehen. Die österreichischen Mitbrüder hatten aus der Ferne, obwohl ich seit 2006 juristisch der deutschen Ordensprovinz zugeschrieben bin, sehr an meiner Krankheit Anteil genommen. Zwar war ich immer noch wacklig auf den Beinen und schaute recht abgemagert aus. Aber der Rollator gab Sicherheit – es bedeutete mir viel, dass ich im Hochchor (denn die Stufen ins Kirchenschiff konnte ich nicht hinuntersteigen) an der Messe teilnehmen konnte. Im Stillen habe ich dabei meine Gelübde erneuert – und war überglücklich, wieder in Richtung Jesuskind zu schauen und darunter das IHS-Monogramm in den Blick zu bekommen.

Zwei Wochen lang sollte ich mir selber in die Bauchdecke oder in den Oberschenkel spritzen: Thromboseprophylaxe mit intermolekularem Heparin. Das war kein Problem für mich. Die Stoma-Versorgung schon. Bereits in der ersten Nacht wachte ich gegen 3 Uhr morgens auf, weil ich auf der Haut Feuchtigkeit spürte: Der Beutel war porös geworden. Es roch auch. Ich entfernte den Beutel und ging duschen. Plötzlich merkte ich, dass ich mich ja nicht gleichzeitig abtrocknen und mit der anderen Hand die noch geöffnete Stelle mit dem Stoma versorgen und einen neuen Beutel anlegen konnte. Es blieb mir nichts anderes übrig, als Karl – mittlerweile war es 3:30 Uhr – aus dem Bett zu holen. Er überzog mein Bett frisch, wischte den Boden auf und beseitigte eine »Schleifspur«, die von meinem Zimmer zum Bad führte. Ich hatte sie gar nicht bemerkt. Früher wäre ich in Tränen ausgebrochen. Jetzt merkte ich: Du bist krank, so was passiert, du brauchst Hilfe. Gott sei Dank konnte ich noch einmal einschlafen.

Mich selber versorgen (können) hatte also das erste Mal allein mehr schlecht als recht geklappt. Monika kam am frühen Nachmittag aus der Stiftungsfachhochschule, wo sie dozierte, und schaute sich alles an. Das beruhigte. In der nächsten Nacht wiederholte sich das Ganze zu meinem Schrecken leider wieder. Meine Stimmung sank in den Keller. Wie würde alles werden, wenn ich am Tag darauf für zehn Tage bei Schwestern am Starnberger See Aufnahme fände?

Ich rief genervt die Notfallnummer an, schilderte meine Probleme und erfuhr bei der Gelegenheit, dass ich ein anderes System, ein zweiteiliges mit Rastringverschluss und einem stabilisierenden Gürtel, bekommen sollte. Die Basisplatte könne dann zwei bis drei Tage auf der Haut verbleiben, sie sei sicherer, und die Rastringverbindung mit Klickverschluss am Beutel sei bedienerfreundlicher anzuwenden. Am Nachmittag noch werde eine Schwester im Außendienst vorbeischauen. Als sie kam, passte ich höllisch auf, alles mitzubekommen. Denn mittlerweile wusste ich ja: Du musst das selber machen können, ohne fremde Hilfe! Das neue System gab sofort mehr Sicherheit. Es war einfach besser.

Fuat hatte mir, ebenso wie ein zweiter Arzt und auch die Stoma-Schwester, von einer Reha abgeraten. Ich sei mit 55 jung genug, medizinisch würde das nicht viel bringen, außerdem würde ich zumeist sehr alten Mitpatienten begegnen – das wäre psychisch nicht gut für mich. Deswegen hatte ich noch in der Klinik einen Jesuiten, der Arzt ist, gefragt, ob er mir ein Kloster empfehlen könnte, wo ich mich für einige Tage zurückziehen könnte: Frauenchiemsee vielleicht oder Bernried am Starnberger See. Er organisierte einen Aufenthalt in Bernried, wo die Tutzinger Missions-Benediktinerinnen ein Bildungshaus betreiben. Es ging um einen Tapetenwechsel. In St. Michael würden mich Menschen sehen und besuchen wollen, am Starnberger See war Ruhe garantiert. Ich war willkommen. Fremde Hilfe, dachte ich, würde ich ja nicht benötigen.

18.
In den Alltag
zurückfinden

Mit dem Auto wurde ich nach Bernried gebracht. Die Schwestern waren freundlich und zuvorkommend. Ich bekam ein gemütliches Zimmer mit Aussicht auf den verschneiten Park. Ein eigenes Bad erwies sich auch als praktisch und ersparte mir Wege. Ich nahm an den (flexiblen) Mahlzeiten im Bildungshaus teil – außerdem morgens, mittags und am frühen Abend am Stundengebet der Schwestern: Laudes, Sext und Vesper. Auf das Morgengebet folgte meistens die Messe. Da ein pensionierter Pfarrer aus dem Ort die Schwestern mit »versorgte«, hatte ich keine liturgischen Verpflichtungen. Länger als fünf Minuten konnte ich am Anfang ohnehin noch nicht stehen.

Schwester Hedwig, die Oberin, stammt zwar nicht aus Bayern, wie an ihrer Aussprache unschwer zu hören ist. Aber »Ausländer« bin ich ja selber, und ich betrachte mich auch nach achtzehn Jahren in München noch nicht als Beute-Bayer. Außerdem kenne ich eine Reihe von Jesuiten, mit denen sie in Frankfurt, Dresden oder München zusammengearbeitet hat, vor allem in der geistlichen Begleitung und bei Exerzitien. Ich fühlte mich sofort gut auf- und angenommen. Und hatte in Schwester Hedwig eine gute Gesprächspartnerin.

Leider gab es in der ersten und in der zweiten Nacht Probleme, und ich musste einmal Schwester Angela, eine Krankenschwester, und einmal Schwester Helga Gabriela aus dem Bett läuten, um 2 Uhr morgens (!) – nachdem ich zuvor eine halbe Stunde mit meinem »inneren Schweinehund« verhandelt hatte, ob ich es wagen sollte … Schwester Angela, Ehrenbürgerin von Bernried, war sofort zur Stelle. Ich war leicht in Panik geraten. Sie schaute dann auch am frühen Morgen nach mir, bevor sie nach Weilheim in die Arbeit fuhr. Sowohl in Bernried wie auch im Pfaffenwinkel hat sie die ambulante Hospizarbeit mit aufgebaut. Berufsmäßig hat sie viel mit Stoma-Patienten zu tun. Welcher Glücksfall für mich!

Da ich inzwischen vom Gesundheitsdienst Bayern das neue System erhalten hatte und mich dabei eingehend instruieren ließ, konnte ich nun etwas zuversichtlicher in die Zukunft schauen. Ich wusste: Die kommenden Monate musst du das allein machen können. Alltag und Alltäglichkeit einüben! Eine Sicherheit im Hintergrund zu haben – Schwester Angela – hilft dabei. Es entlastet!

An einem Samstag war ich »abgeliefert« worden. Am Dienstag kam vom Verlag per Post der erste Umbruch meines Papstbuchs. Ich war aufgeregt wie ein Kind vor der Bescherung am Heiligen Abend und musste mich beherrschen, nicht stante pede in einem Durchlauf 303 Druckseiten auf Korrektur zu lesen. Es war eine unheimliche Genugtuung für mich, dass die im Mai 2017 begonnene Arbeit nun fast druckreif vor mir lag und nicht durch die Diagnose, die Behandlung im Herbst und die Operation im Januar Makulatur geworden oder ein Torso geblieben war. Schon nach zwei Tagen war ich mit dem Lesen durch.

Unterschätzt habe ich, dass die fast täglichen Besuche aus München anstrengend waren beziehungsweise wurden, sodass ich mir nach einer Woche einen Besucherstopp verordnete. Natürlich freute ich mich, dass der österreichische Provinzial mit einem Vorarlberger Jesuiten von ihrer Konferenz in München eigens »an den See« kamen. Auch andere Freunde und Bekannte – manche von ihnen hatten sich nicht in die Klinik getraut – wollten mich sehen. Aber fit war ich ja längst nicht. Am Anfang dauerten die Spaziergänge nicht länger als eine Viertelstunde, und der Rollator gab mir die Sicherheit, mich jederzeit setzen zu können. Allmählich steigerte ich die Zeiten. Aber es dauerte, ich musste lernen, meine Ungeduld zu bändigen. In den Alltag zurückfinden – das braucht Zeit, es braucht kleine Schritte, man überfordert sich schnell, oft ohne es zu merken. »Slow Motion« wäre ein Motto gewesen. Mein Novizenmeister hätte gesagt: Alltag in Zeitlupe!

Schon nach wenigen Tagen fragte ich Schwester Hedwig, wie lange denn das von mir belegte Zimmer frei sei. Geplant waren ursprünglich zehn Tage. Ich hatte Glück: Es wurden drei satte Wochen daraus. Ich konnte bis 25. Februar bleiben. Die Atmosphäre tat mir gut, die Schwestern taten mir gut, die Liturgien taten mir gut. Ab der zweiten Woche wurde ich gebeten, der Morgenmesse vorzustehen, weil der Pfarrer verreisen musste. Apropos vorstehen: Anfangs konnte ich nur sitzend zelebrieren, aber die Schwestern hatten dafür Verständnis. Über das Stundengebet wieder in einen Rhythmus reinzukommen, erwies sich als hilfreich. Außerdem gab mir Schwester Angela auch hilfreiche Ernährungstipps. Keine Getränke mit Kohlensäure etwa – also sparsamer Umgang mit Bier und Schorle!

Eine Erfahrung, die sich als wichtig herausstellte: Am Faschingsdienstag fuhr ich mit dem Regionalexpress allein nach München, um abends in St. Michael, zum Abschluss des traditionellen Triduums, an der Krönungsmesse von Mozart teilzunehmen. Nicht nur die Musik war ein Genuss. Ich war auch stolz, dass das klappte: selbständig in einen Zug klettern zu können, wenn auch mit Rollator (Passagiere können unheimlich hilfreich sein!), und nach München zu reisen. Am Hauptbahnhof stieg ich vorsichtshalber aber doch in ein Taxi.

Ich blieb über Nacht in St. Michael und fuhr am nächsten Tag nach Bernried zurück, um abends in der Pfarrei den Gottesdienst mitzufeiern. Die Predigt des Diakons war ellenlang, das ärgerte mich etwas. Aber mir das Aschenkreuz auflegen zu lassen, das war in diesem Jahr etwas Besonderes: »Bedenke, Mensch, dass du Staub bist und zum Staub zurückkehren wirst.« Das passte diesmal besser als der alternative Spruch »Kehr um und glaub an das Evangelium«. Vergänglichkeit, Sterblichkeit war ein Thema geworden für mich – eine reale Möglichkeit.

Auch meine Eltern besuchten mich einmal in Bernried, zusammen mit meiner Schwester, die als Palliativkrankenschwester in einem Vorarlberger Spital arbeitet. Sie konnte mir nützliche Tipps geben. Sehen wollten meine Eltern meine Operationswunde nicht. Ursula kannte auch das für Patienten wie mich wertvolle, immer wieder ergänzte und neu aufgelegte Buch »Darm mit Charme« von Giulia Enders[44]. Meine Cousine Gaby, die im Ökonomiegebäude des Maihofs am Dorfrand von Schwyz eine Privatkochschule

---

44 Giulia Enders, Darm mit Charme. Alles über ein unterschätztes Organ. Mit Illustrationen von Jill Enders. Berlin 2014 (⁶2017).

mit Catering betreibt, hatte es mir bereits in der Adventszeit geschickt mit der dringenden Bitte, mich darin schlau zu machen. Aber bis zu meinem Aufenthalt in Bernried konnte ich mich nicht dazu aufraffen, ja hatte beinahe eine Abneigung, neben der Bestrahlung, der Chemotherapie und den Operationen auch noch einen »theoretischen Überbau« zu bekommen. Was ich später bereute. Hätte ich das Buch früher gelesen, wäre mir manche Angst erspart geblieben, denn viele Fragen waren hier ebenso verständlich wie anschaulich beantwortet.

Zwei Mal besuchte mich auch Monika, die Ärztin. Auch, um sich und ihre Mutter, die sie mitbrachte, abzulenken: Ihr 87-jähriger Vater wurde seit Wochen hospitalisiert. Sein Tod wurde erwartet. Am 19. Februar ist er verstorben – die Verabschiedung auf dem Münchner Ostfriedhof am 23. Februar zu übernehmen, war Ehrensache für mich. Mit dem Zug nach München zu fahren und wieder zurück, hatte ich ja schon eingeübt. Schon komisch, mit dem Rollator hinter einem Sarg zum Grab zu marschieren. Am Tag darauf, einem Samstag, kam Monika mit ihrer Mutter noch einmal nach Bernried auf Besuch: Waren zwei Wochen vorher die Sorgen um den Mann und Vater Thema gewesen, war es jetzt der Verlust nach sechzig gemeinsamen Ehe- und fünfundsechzig Jahren des Kennens – und der Abschied von einem heiß geliebten Vater. Wer hätte ahnen können …!

Am 25. Februar ging mein Aufenthalt in Bernried zu Ende. Ein Mitbruder holte mich ab. In München begann nun wirklich der Alltag. Aber welcher Alltag? Dass ich »im Krankenstand« bin, nicht oder nur eingeschränkt würde arbeiten können – das musste ich erst wirklich (und wirksam) realisieren.

Und erst im Nachhinein, im Herbst, spürte ich, dass ich es im Frühjahr 2018 zu schnell, zu massiv angegangen war. Drei Mal übernachtete ich auswärts: als ich Anfang März meine Eltern in Bregenz besuchte. Kurz darauf, als ich mit dem Kirchenrektor in Linz die Jesuitenkirche anschaute. Und in der zweiten März-Woche, als ich in der Karl-Rahner-Akademie in Köln einen Vortrag zum fünften Jahrestag der Wahl von Papst Franziskus hielt, meinen ersten Vortrag übrigens seit über einem halben Jahr. Diese Reise plante ich minutiös: einen durchgehenden ICE, um nicht umsteigen zu müssen; meine Stoma-Utensilien – und prompt vergaß ich den Stützgürtel, den ich mir in einem Sanitätshaus der Rheinmetropole besorgen musste; zwei Übernachtungen, um nicht gehetzt anzukommen und gleich wieder abzureisen. Sogar ein Besuch in der Kolumba, dem Kunstmuseum der Erzdiözese Köln, war möglich. Natürlich fühlte ich mich unterwegs und auswärts nicht hundertprozentig sicher. Das waren, erfuhr ich später, die typischen Ängste von Stoma-Patienten.

Ende März hatte ich noch einen Vortrag in Mindelheim, wohin ich seit Jahren mindestens einmal pro Jahr in der Katholischen Erwachsenenbildung Unterallgäu eingeladen bin. Am Tag danach – Gründonnerstag – hielt ich meine erste Predigt seit über sechs Monaten. Die Kirchenbesucher von St. Michael wussten es zu schätzen.

Hinterher kann man natürlich sagen: Das war zu viel! Aber Mitbrüder, Freunde und Bekannte, die immer nur »Warnschilder« aufstellten, übersahen, dass es für Patienten wichtig ist, nicht nur Abgrenzung und Ausschluss vom Leben zu hören: »Du sollst nicht …, du darfst (noch) nicht …, auf keinen Fall …«. Wichtig ist genauso zu schauen: Was geht? Was macht dir Spaß? Was tut dir gut – auch wenn damit Anstrengung, Konzentration, manchmal vielleicht auch ein kleines Risiko (Bahnfahrten, Übernachtungen außer Haus) verbunden ist. Jede(r) muss für sich lernen, was ein kalkuliertes Risiko ist.

Denn unsichtbar steht auch die Frage im Raum: Was bin ich eigentlich noch wert? Anstrengend, mühsam, oft enervierend war die Tatsache, dass ich, zurück in München, über Monate hinweg nicht wirklich verlässlich planen konnte. Anfragen konnte ich nur »sub conditione«, bedingungsweise, annehmen. Was ich zusagte – eine Messe, eine Predigt, einen Besuch, einen Artikel –, musste ich auf Widerruf tun. Für ein »Alphatier«, wie ein Provinzial mich einmal plakativ nannte, eine Katastrophe. Aber so war es. Die Verfügung, die Kontrolle über sich aus der Hand geben (müssen), fällt den wenigsten Menschen leicht. Ich machte dabei keine Ausnahme, obwohl ich ja – theoretisch – wusste, dass eine Rückkehr in eine wie auch immer geartete Normalität nicht möglich sein würde. De facto bin ich als Mensch und Patient einer Haltung erlegen, die ich als Priester oft kritisiert hatte: einem mechanistischen Menschenbild. Also: zu meinen, man erhalte eine Behandlung, ginge für einige Zeit in die Klinik, werde operiert, komme zurück – und alles gehe weiter wie bisher. Der Mensch funktioniert gerade nicht wie eine Maschine. Es geht nicht um das Austauschen von Ersatzteilen – und man wäre dann »repariert«.

Den Satz »Du musst mehr Geduld haben« konnte ich bald nicht mehr hören, so gut gemeint (und so richtig) er natürlich war. Geduld lernen, einüben, immer wieder – und auch, wenn ich meinte: jetzt ist es vorüber – war und ist nicht meine Stärke. Trost suchte ich bei Karl Rahner. Aber sein Artikel »Über die intellektuelle Geduld mit sich selbst« (ein Vortrag in Tübingen im Jahr 1982) vermochte mich nicht wirklich zu erreichen. Auch das eine gänzlich neue Erfahrung, denn bei ihm fand ich seit Jahren fast immer einen Text, der mich nicht nur intellektuell ansprach, sondern der zu Herzen ging.

Eine Bekannte schickte mir aus ihren Ferien auf Sylt eine Strophe aus dem »Rezept«[45] von Mascha Kaléko zu, ein Gedicht, das ich später in voller Länge las und vieles darin wiederfand, was mich beschäftigte:

Jage die Ängste fort
und die Angst vor den Ängsten.
Für die paar Jahre
wird wohl alles noch reichen.
Das Brot im Kasten
und der Anzug im Schrank.

Sage nicht mein.
Es ist dir alles geliehen.
Lebe auf Zeit und sieh,

---

45 Mascha Kaléko, Sei klug und halte dich an Wunder. Gedanken über das Leben. Hrsg. v. Gisela Zoch-Westphal u. Eva-Maria Prokop. München [7]2007, 7–8.

wie wenig du brauchst.
Richte dich ein.
Und halte den Koffer bereit.

Es ist wahr, was sie sagen:
Was kommen muß, kommt.
Geh dem Leid nicht entgegen.
Und ist es da,
sieh ihm still ins Gesicht.
Es ist vergänglich wie Glück.

Erwarte nichts.
Und hüte besorgt dein Geheimnis.
Auch der Bruder verrät,
geht es um dich oder ihn.
Den eigenen Schatten nimm
zum Weggefährten.

Fege die Stube wohl.
Und tausche den Gruß mit dem Nachbarn.
Flicke heiter den Zaun
und auch die Glocke am Tor.
Die Wunde in dir halte wach
unter dem Dach im Einstweilen.

Zerreiß deine Pläne. Sei klug
und halte dich an Wunder.
Sie sind schon lang verzeichnet
im großen Plan.
Jage die Ängste fort
und die Angst vor den Ängsten.

Zerreiß deine Pläne! Ja, das musste ich oft tun oder mir eingestehen, auch wenn ich es oft erst hinterher merkte: Du hast dich übernommen! Es ging oft nicht so, wie ich wollte. Die Ängste einfach fortjagen? Wenn das so leicht wäre! Aber immerhin: Der Gedanke half. Aber auch das dauert: die Angst vor den Ängsten verscheuchen! Das war etwas, was ich gut nachvollziehen konnte. Aber auch diesen anderen Gedanken: »Lebe auf Zeit und sieh, / wie wenig du brauchst.«

Eine mir namentlich zunächst nicht näher bekannte Kirchenbesucherin schenkte mir Anfang April 2018 eine kleine Statue aus Holz: der schlafende Josef. »Hier ist eine Figur für Sie, wie auch Papst Franziskus eine hat. Sie kommt direkt aus Italien. Ich habe sie von Pater Stephan in St. Bonifaz weihen lassen. Die Bitte, die ich gedanklich darunter gelegt habe, ist, dass Sie bald wieder gesund sein mögen.«

In meinem Papstbuch hatte ich im Kapitel »Gibt es einen Franziskus-Stil?« auf manchmal unorthodoxe Methoden von Papst Franziskus aufmerksam gemacht. Unter dem Stichwort »To think outside the box« kann man lesen: »Die ›Methode Josef‹ verblüfft nicht weniger: ›Ich liebe den heiligen Josef sehr, denn er ist ein starker und ein schweigsamer Mann‹, bekannte er vor Millionen Gläubigen in Manila (16. Januar 2015): ›Auf meinem Schreibtisch habe ich ein Bild des heiligen Josefs, der schläft. Und schlafend leitet er die Kirche! Ja! Er kann es, wir wissen das. Und wenn ich ein Problem habe, eine Schwierigkeit, dann schreibe ich es auf ein kleines Blatt und schiebe es unter den heiligen Josef, damit er davon träumt! Das bedeutet: damit er für dieses Problem betet!‹«[46]

---

46 Andreas R. Batlogg, Der evangelische Papst, 270.

»Meinen« schlafenden Josef habe ich zuerst auf einer Kommode gegenüber von meinem Schreibtisch in meinem Schlafzimmer deponiert, später nahm ich ihn ins Büro mit. Gelegentlich mache ich es wie Franziskus auch: ein Blatt Papier darunterschieben mit einer Bitte. »Mach mich wieder gesund!« Oder: »Hilf mir, den Mut nicht zu verlieren!« Kindliche Wünsche? Es sind Wünsche eines Erwachsenen, eines Priesters, der nicht nur auf Ärzte und Medikamente setzt – und der (manchmal) an die Macht des Wunders glaubt! Jedenfalls bemühe ich mich darum. Denn als Kinder bitten wir ja Gott um alles Mögliche. Als Erwachsene verlernen wir das leider oft. Glaube ich daran? »Wer nicht an Wunder glaubt, ist kein Realist«: Dieses paradoxe Wort wird David Ben-Gurion († 1973), dem Gründer und ersten Ministerpräsidenten des Staates Israel, zugeschrieben. »Wundergläubig« bin ich nicht. Aber wer schwer erkrankt ist, nimmt auch ein Wunder an. Rechnete ich damit? Wollte ich eines herbeibeten oder herbeizwingen?

Es machte mich immer wieder betroffen, wenn ich Briefe, Karten oder E-Mails von Gottesdienstbesuchern erhielt, die so oder so Anteil nahmen an meinem Geschick. Manche bewunderten meinen Mut – den ich in meinen Augen gar nicht hatte. Andere meinen Glauben – der in meinen Augen viel kleiner war als angenommen. Regelmäßig erhielt ich von einer Dame frische Blumen. Natürlich gab es auch eine ganze Reihe gutgemeinter Ratschläge: Massagen, die ich in Anspruch nehmen, Medikamente, die ich unbedingt einnehmen sollte: Von chinesischer und Komplementärmedizin, aber auch von Naturheilmitteln und Homöopathie war öfters die Rede. Ich hätte eine ganze Apotheke schlucken können! Eine Besucherin meinte mit diagnostischem Blick, unter meinem Bett fließe eine ungesunde Wasserader, ich müsse es dringend umstellen …

Alemannen sind prinzipiell fleißige, ehrgeizige Menschen. Tatmenschen. Ich bin ja auch nicht Jesuit geworden, um ein ruhiges, beschauliches Leben mit Rundumversorgung zu führen (ich muss mich anstrengen, dabei nicht an den einen oder anderen Mitbruder zu denken!). Aber es ist eine gewaltige, eine oft unterschätzte Umstellung, von außen aufgezwungen. Also Arbeit: Schau auf dich, schalte zurück, schone dich! – Nichts tun (können), weniger tun, von 180 auf null runterfahren, das war vielleicht die schwerste Übung in den letzten Monaten.

Und dieser Lernprozess ist noch nicht abgeschlossen. Er dauert an. Manchmal denke ich, nach dem Noviziat, den beiden ersten Jahren der Einführung in den Orden (1985/87), und dem in den USA absolvierten Tertiat (2004/05) als Schlussstein der Ausbildung, bin ich erneut ein kleiner ABC-Schüler geworden – mit allem, was Schüler gern und was sie nicht gerne tun. Die Diagnose Krebs durchkreuzt Lebenspläne. Sie erzwingt ein Umdenken. Ob daraus wirklich eine Schule des Lebens wird, hängt jedoch davon ab, ob man seine Krankheit akzeptiert.

19.
Seine Krankheit
annehmen (lernen)

Und auch das ist ein Lernprozess, und bei mir dauert er noch an, denn ich bin ein Kopfmensch, der seine Gefühle – trotz meiner cholerischen Ausbrüche – auch ganz schön verstecken kann: die eigene Krankheit annehmen, akzeptieren lernen.

Man möchte meinen: Das sei eigentlich alternativlos. Ja und nein. Lange Zeit hatte ich ja so gut wie keine Schmerzen. Einzig die Bestrahlung, verbunden mit der Chemotherapie, brachte meine Verdauung durcheinander. Ich wurde inkontinent. Dem ließ sich mit Windeln abhelfen, die zu besorgen, zu tragen und auszuwechseln mich anfangs große Überwindung kostete. Später war es der künstliche Darmausgang. Und die Stoma-Versorgung. Auch das braucht Überwindung. Und Übung. Und Geduld. Und immer wieder neue Anläufe, wenn Unerwartetes passiert. Ob es einen »routinierten« Umgang mit Krankheit und ihren Folgen überhaupt gibt?

Am »theoretischen Überbau« fehlte es nicht. Als Theologe hat man ein in der Christologie wichtiges Axiom parat, das auf Gregor von Nazianz († 390), einen der vier großen griechischen Kirchenväter, zurückgeht. Zusammen mit Basilius dem Großen und Gregor von Nyssa gehört er zu den drei kappadokischen Vätern (»kappadokisches Dreigestirn«). Nur drei Kirchenvätern wurde der offizielle Titel

»Der Theologe« (ὁ θεολόγος) verliehen – er ist einer davon. Gregor schrieb in einem Brief (Epistula 101,32): »Was nicht angenommen ist, kann nicht geheilt/erlöst werden« (Το γάρ απρόσληπτον αθεράπευτον)[47]. Gemeint ist ursprünglich: Was nicht (durch Christus in der Menschwerdung) angenommen ist, ist auch nicht geheilt (= erlöst)[48]. Das Zitat hat sich gleichsam verselbständigt. Es wird in der Hospizarbeit gern verwendet, und es gibt eine Menge interessante Literatur darüber.

Aber so sehr das griechische Wort (»atherápeuton«) ebenso wie die lateinische Übersetzung (»Quod non es acceptum – non sanatum«) faszinieren können, schon rein vom philologischen Befund her: Das für sich selber wirklich realisieren, in sein Leben integrieren – das dauert. Und es ist eben genau kein einmaliger Akt, keine einmal für immer gefasste Erkenntnis, keine einmal für immer getroffene Entscheidung. Auch hier gibt es Rückschläge, so klar und eindeutig nach außen alles ausschauen mag.

Spannend ist, welche Erkenntnisse aus der unmittelbaren Krankheitszeit und der Rekonvaleszenz sozusagen »hinübergerettet« werden (können) – in das Leben danach. In dem Zusammenhang taucht dann das schillernde Wort vom sogenannten »Krankheitsgewinn« auf. Ich musste das alles wieder und wieder lernen. Manchmal braucht es viele Anläufe, bis etwas wirklich und wirksam »sitzt«. Wahr-

---

47 PG 37, 181c / SC 208, 50.
48 Vgl. Alois Grillmeier, Quod non assumptum – non sanatum, in: LThK², Bd. 8, Sp. 954–956. – Die dritte Auflage des Lexikons für Theologie und Kirche hat das Stichwort nicht mehr aufgenommen.

scheinlich ist hier der Gedanke vom »inneren Heiler«[49] angesiedelt, den es zu entdecken gilt. Genauso wie auf der anderen Seite des Krankenbetts gilt, dass nur der Verwundete heilen kann. Bei C. G. Jung (1875–1961), dem Begründer der analytischen Psychologie, heißt das: »Nur wo der Arzt selber getroffen ist, wirkt er. Nur der Verwundete heilt. Wo aber der Arzt einen Persona-Panzer hat, wirkt er nicht«[50].

Immerhin: Als ich Dr. Ladurner einmal daran erinnerte, er habe gemeint, nach zwei, drei Wochen »funktioniere« meine Verdauung wieder wie vorher (vor der OP), aber jetzt läge ich seit Monaten unter dieser Prognose, meinte er überraschend deutlich: »Wir Chirurgen vergessen manchmal, dass wir Menschen behandeln.« So ein Eingeständnis vonseiten eines Arztes ist nicht selbstverständlich. Ich schätze es sehr, dass wir manchmal auch auf dieser Basis miteinander reden konnten. Das bringt auch menschlich näher – etwas, was im Krankenhausalltag kaum Raum und Zeit hat. Nicht vorwurfsvoll war meine »Erinnerung« gemeint gewesen. Eher ängstlich: Was kommt noch auf mich zu? Wie lange dauert das denn noch …? Jeder Patient reagiert eben anders, und auch wenn Ärzte Erfahrungswerte brauchen, die ihnen helfen, um einen Gesundungsprozess abschätzen zu können: Bei jedem Menschen verläuft die Genesung anders. Der Mensch ist mehr als Anatomie.

---

49 Vgl. Eckhard Frick, Sich heilen lassen, 39–51 (»Den inneren Heiler entdecken«).
50 Carl Gustav Jung, Erinnerungen, Träume und Gedanken von C. G. Jung. Aufgezeichnet u. hrsg. v. Aniela Jaffé. Zürich 1962, 139; zitiert nach: Eckhard Frick, Durch Verwundung heilen. Zur Psychoanalyse des Heilungstyps. Göttingen 1996, 111.

Jemand wie ich meditiert lieber – Satz für Satz, Wort für Wort – über die im Buch Kohelet festgehaltene Weisheit, die enorm viel an Lebenserfahrung birgt:

Alles hat seine Stunde. Für jedes Geschehen unter dem Himmel gibt es eine bestimmte Zeit: eine Zeit zum Gebären / und eine Zeit zum Sterben, / eine Zeit zum Pflanzen / und eine Zeit zum Ausreißen der Pflanzen, eine Zeit zum Töten / und eine Zeit zum Heilen, / eine Zeit zum Niederreißen / und eine Zeit zum Bauen, eine Zeit zum Weinen / und eine Zeit zum Lachen, / eine Zeit für die Klage / und eine Zeit für den Tanz; eine Zeit zum Steinewerfen / und eine Zeit zum Steinesammeln, / eine Zeit zum Umarmen / und eine Zeit, die Umarmung zu lösen, eine Zeit zum Suchen / und eine Zeit zum Verlieren, / eine Zeit zum Behalten / und eine Zeit zum Wegwerfen, eine Zeit zum Zerreißen / und eine Zeit zum Zusammennähen, / eine Zeit zum Schweigen / und eine Zeit zum Reden, eine Zeit zum Lieben / und eine Zeit zum Hassen, / eine Zeit für den Krieg / und eine Zeit für den Frieden. (Koh 3,1–8)

Welches ist meine Zeit? Und was ist »jetzt« dran? Solche Fragen mischen sich mit anderen, die mir manchmal wie ein »Rückfall« vorkamen: Warum ich? Warum gerade ich? Warum diesen Krebs und nicht einen anderen? Es kam vor, dass ich deswegen spontan in Tränen ausbrach. Dass ich diese nicht mehr verschämt versteckte, sondern zuließ, war schon ein Fortschritt.

Der Schweizer Dominikaner Johannes B. Brantschen, der in Fribourg Theologie doziert hat, aber auch als spiritueller Autor in Erscheinung getreten ist, meint: »In Gegenwart anderer zu weinen, galt lange als ungehörig; als wohlerzogener Mensch wollte man doch den anderen nicht in Verlegenheit bringen. Nur bei Beerdigungen waren Tränen erlaubt. Erst langsam beginnen wir – nicht zuletzt unter dem Einfluss des Feminismus – das befreiende Weinen neu zu entdecken, das in der patriarchalischen Kultur verpönt war und manch einen ›harten Mann‹ krank gemacht hat.«[51] Weit davon entfernt, meine Tränen spirituell zu überhöhen – das Mittelalter kannte die Bitte um die göttliche Gabe der Tränen, um die später in seinen Exerzitien auch ein Ignatius von Loyola bitten lässt, dessen Tagebuch ein wahres Tränenbuch ist[52] – und daraus eine fromme Ideologie zu machen, machte ich genau diese Erfahrung: Weinen befreit, es erleichtert – solange man sich dabei nicht selbst bemitleidet. Schon der Titel des stark autobiografisch gefärbten Bändchens des bahnbrechenden Moraltheologen und Konzilsberaters aus dem Redemptoristenorden, Bernhard Häring CSsR (1912–1998), der wegen Kehlkopfkrebs seine Stimme verlor, tut gut: »Ich habe deine Tränen gesehen.«[53]

Gott kennt meine Tränen, er weiß um sie, auch wenn ich meine, sie vor anderen verstecken zu müssen! Häring hatte in seinen letzten Lebensjahren eine regelrechte Verfolgung durch die römische Glaubenskongregation zu erdulden –

---

51 Johannes B. Brantschen, Warum lässt der gute Gott uns leiden?, 66.
52 Vgl. Michael Plattig, Vom Trost der Tränen: Ignatius von Loyola und die Gabe der Tränen, in: Studies in Spirituality 2 (1992), 148–199.
53 Bernhard Häring, Ich habe deine Tränen gesehen. Trostbuch für Kranke und ihre Wegbegleiter. Freiburg 1999.

»neutral« spricht man von Lehrbeanstandungsverfahren[54].
Im Sommer 2017 entdeckte ich auf dem Ordensfriedhof in
Gars am Inn sein Grab, als ich »meinen« Lehrer Hermann
M. Stenger CSsR (1920–2016), der in Innsbruck Pastoral-
theologie und -psychologie lehrte, besuchte.

Bei Brantschen fand ich auch wieder das Kultbuch
»Mars« des Schweizer Lehrers und Literaten Fritz Zorn
(1944–1976) zitiert, das ich vor über dreißig Jahren als
Novize gelesen hatte. Aus einem (spieß-)bürgerlichen Mi-
lieu an der »Züricher Goldküste« stammend, haderte der
schwer Depressive mit seinem Leben: »Obwohl ich noch
nicht wusste, dass ich Krebs hatte, stellte ich intuitiv bereits
die richtige Diagnose, denn ich betrachtete den Tumor
als ›verschluckte Tränen‹. Das bedeutete etwa so viel, wie
wenn alle Tränen, die ich in meinem Leben nicht geweint
hatte und nicht habe weinen wollen, sich in meinem Hals
angesammelt und diesen Tumor gebildet hätten, weil ihre
wahre Bestimmung, nämlich geweint zu werden, sich nicht
hatte erfüllen können.«[55] Wolfgang, ein gleichaltriger Novize, der ein Jahr vor mir in den Orden eingetreten war,
empfahl mir seinerzeit dieses Buch – er versuchte mit der
Lektüre, den Krebstod seiner geliebten Mutter in Linz zu
überwinden.

---

54 Vgl. Bernhard Häring, Meine Erfahrung mit der Kirche. Freiburg
   1989; ders., Ich habe mit offenen Augen gelernt. Meine Erfahrung
   mit einer anderen Kirche. Freiburg 1992; ders., Es geht auch anders.
   Plädoyer für eine neue Umgangsform in der Kirche. Freiburg 1993;
   ders., Geborgen und frei. Mein Leben. Freiburg 1997; ders., Meine
   Hoffnung für die Kirche. Kritische Ermutigungen. Freiburg 1997.
55 Fritz Zorn, Mars. München ⁵1977, 132.

Zwei Mal fragten mich Ärzte, unabhängig voneinander, ob ich einen Zusammenhang zwischen meiner beruflichen Veränderung – der überraschenden Ablösung als Chefredakteur – und meiner Krebserkrankung sähe. Der die Erstdiagnose erstellende Internist meinte, dass ein Tumor so schnell wächst, sei ungewöhnlich. Ich bin kein Freund eines Psycho-Jargons. Aber ich kenne natürlich das dem österreichischen Psychiater und Suizidforscher Erwin Ringel (1921–1994) zugeschriebene Wort »Was kränkt, macht krank.« Lange weigerte ich mich, der Frage der Ärzte nachzugehen, denn es würde ja nichts an der Diagnose ändern. Aber dass ich in der letzten Zeit einiges erlebt hatte, das, etwas derb gesagt, »zum Sch*« war, kann ich nicht ganz in Abrede stellen. Konnte ich manches etwa nicht richtig »verdauen«? Das Leben mutet Menschen immer wieder schwere Brocken zu.

Auch hier hilft der anonyme Verfasser des Buches Kohelet, in dem manche König Salomo (10. Jh. v. Chr.) sehen: »Für jedes Geschehen unter dem Himmel gibt es eine bestimmte Zeit«. Manchmal meinte ich: Wenn ich nicht Ordensmann und Priester wäre, sondern Lehrer oder Eisenbahner, würde ich nach einer solchen Krankheit mit 56 wohl in Frühpension gehen. Natürlich ist der Gedanke für mich abwegig. Ich könnte mir das überhaupt nicht vorstellen. Aber ich hatte ja, anders als andere, die Wahl. Und gleichzeitig merkte ich dabei: Das Leben ist endlich – du bist sicher längst am »absteigenden Ast«. Die zum geflügelten Wort avancierte Sentenz des römischen Dichters Horaz († 8 v. Chr.) bekam einen neuen Beigeschmack für mich: »Carpe diem«. Neben der wörtlichen Übersetzung »Nutze den Tag / Pflücke die Zeit« gibt es bekanntlich auch eine übertragene: »Genieße den Tag.« Es kann ja jeder der letzte sein … Immer noch schaue ich mir gern den amerikanischen Film »Der Club der toten Dichter« (Dead Poets Society) mit Robin Williams in der Rolle des charismatischen Lehrers John Keating in einem streng geführten Internat an, der mich an meinen heiß geliebten Deutschlehrer auf dem Gymnasium erinnerte. Die Aufforderung »Carpe diem. Nutzet den Tag, Jungs. Macht etwas Außergewöhnliches aus Eurem Leben« wurde seinerzeit vom American Film Institute zum fünfundneunzigsten besten Filmzitat der amerikanischen Filmgeschichte gewählt.

In den Nächten, in denen ich wach in der Klinik oder zuhause im Bett lag, gehen einem solche Gedanken durch den Kopf.

Krank sein bedeutet auch: angezählt sein. Wenn ein Politiker »angezählt« ist, heißt das im Normalfall: Der Rücktritt ist nur noch eine Frage der Zeit. Seine Zeit läuft ab. Seine Tage sind gezählt. Eine Krebsdiagnose macht schlagartig die Relativität des eigenen Lebens klar: Wie viel Zeit habe ich noch? Wie gehe ich damit um? Was mache ich damit? Wer überlebt, stellt dieselben Fragen, aber mit anderem Ernst.

Immer wieder habe ich in den vergangenen Monaten die Kopie eines Essays von Romano Guardini (1885–1968) hervorgezogen, die ich seit meinem Noviziat bei mir habe: »Die Annahme seiner selbst« (1952). Die Relektüre dieses Klassikers bekam ein ganz eigenes Gewicht. Es kommt nicht immer auf Aha- oder Déjà-vu-Effekte an. Es kommt darauf an, in einer bestimmten Lebenssituation einen bestimmten Nutzen aus Gedanken zu beziehen, die weiterhelfen.

Die rheinland-pfälzische Ministerpräsidentin und stellvertretende SPD-Vorsitzende Malu Dreyer hat in einem
berührenden Interview im September 2018 geoffenbart,
sie habe elf Jahre gebraucht, bis sie ihre Diagnose (Multiple
Sklerose) öffentlich gemacht habe. Anders als Helmut Kohl,
der bei einem Parteitag unter großen Schmerzen einen Ka-
theder unter dem Tisch versteckte, oder Verteidigungsmi-
nister Peter Struck, der monatelang einen Schlaganfall ver-
heimlichte, ging sie in die Offensive. Am Anfang stand der
Schock, verbunden mit dem Hadern darüber, dass es mit der
Illusion »Malu unkaputtbar« aus sei: »Ich war Ministerin,
ich war fachlich gut, so wollte ich auch in der Öffentlichkeit
wahrgenommen werden. Ich wollte nicht ›die Kranke‹ sein.«
Es dauerte, bis sie auch öffentlich eingestehen konnte, was
Sache ist: »Körperliche Verletzlichkeit einzugestehen, wird
von vielen immer noch als Schwäche gesehen – und nicht als
mentale Stärke. Deshalb ist dies eine schwere Entscheidung
für jeden Politiker, immer noch.« Es dauerte, bis die selbst-
bewusst wirkende Politikerin, die heute hinter dem Redner-
pult für den Fall der Fälle einen Rollstuhl bereitgestellt hat,
ihre Krankheit annehmen konnte: »Ich habe irgendwann
aufgehört, gegen die Krankheit zu kämpfen, seither geht es
mir psychisch besser.«[56]

Als in der Münchner Kirchenzeitung Anfang Juni 2018
im Rahmen eines Themenschwerpunktes Klostermedizin

---

56 »Ich wollte nicht die Kranke sein«. Elf Jahre brauchte die SPD-Po-
litikerin Malu Dreyer, ihre Multiple Sklerose öffentlich zu machen.
Ein Gespräch über das Coming-out, den politischen Dauerwettbe-
werb und die Lebenswirklichkeit von Menschen mit Behinderung in
Deutschland, in: DIE ZEIT, Nr. 38, 13. 9. 2018, 10.

über mich ein Artikel erschien, der meinen Krankheitsweg schilderte, gab es sehr viele Rückmeldungen, besonders von Ordensfrauen und Priestern, die ebenfalls Erfahrungen mit Inkontinenz haben und mir ihre Anerkennung aussprachen, dass ich das Thema nicht weiter tabuisiert hätte. Zu diesem Zeitpunkt wäre es mir allerdings unmöglich gewesen, selber darüber zu schreiben. Deswegen kam der stellvertretende Chefredakteur auf Besuch, ließ sich die zurückliegenden Monate schildern und verfasste seinen Artikel. Dass ich dort auch über den Ekel vor mir selbst berichtete, hat manche Leserinnen und manchen Leser offenbar sehr beeindruckt[57].

Aber mit einem Interview, einem Gespräch oder einem Artikel ist es nicht getan. Es ist ein langer Weg, seine Krankheit und damit verbundene Behinderungen und Einschränkungen anzunehmen und immer wieder annehmen zu lernen. In den Worten von Malu Dreyer konnte ich mich wiederfinden: »Ich habe gelernt, dass ich niemandem etwas beweisen muss. Wenn ich merke, ich bin wacklig auf den Beinen, dann setze ich mich in den Rollstuhl, Ende. Ich mute mir nicht mehr zu, etwas durchzustehen, nur damit keiner denkt, dass ich eine Einschränkung beim Gehen habe.«

Wenn mir bei der Konzelebration in St. Michael nach zwei, drei Minuten schwindlig wurde, setzte ich mich, auch wenn wir erst beim Gloria waren. Oder ich nahm einen

---

57 Vgl. Florian Ertl, Jedes Gebet wie ein Schrei. Wie eine Krebserkrankung das Leben des Jesuitenpaters Andreas Batlogg veränderte, in: Münchner Kirchenzeitung, Nr. 22, 3. 6. 2018, 6.

Schluck Wasser oder einen Traubenzucker. Es gab nie verwunderte Blicke oder dumme Worte darüber, jedenfalls nicht mir persönlich gegenüber. Auch das hilft – um nicht Strategien der Verschleierung zu entwickeln oder einen Zustand zu mimen, der nicht den Tatsachen entspricht.

20.
»Unsere Tage zu zählen,
lehre uns!«

Die spannende Frage bleibt: Wie geht das – das tägliche Einüben? Täglich in dem Bewusstsein leben, dass es jederzeit,
ganz unvermutet und ganz schnell, »aus« sein kann? Der
Psalmist bittet bekanntlich: »Unsere Tage zu zählen, lehre
uns! Dann gewinnen wir ein weises Herz.« (Ps 90,12) Ein
weises Herz! Es ist ein wissendes Herz. Wer im Bewusstsein
seiner Endlichkeit lebt, ist ein weiser Mensch. Weil er oder
sie anders lebt. Ohne aber zwanghaft sozusagen »Gewehr
bei Fuß« zu stehen.

Ob jeder Mensch, von seiner Zeugung oder seiner Ge-
burt an, eine ihm von Gott zugedachte, bestimmte Lebens-
zeit hat? Die abläuft, ohne dass ich darum weiß, wie lange?
So kann man fragen. Der gläubige Mensch tut es. Andere
werden sachlicher oder neutraler sagen: Die Uhr läuft ab!
Nachdenklich machen muss, dass die Lebenserwartung
von Menschen auf den verschiedenen Kontinenten unseres
Planeten nach wie vor sehr unterschiedlich angesetzt wird.
In wohlhabenden Ländern wie Österreich und in reichen
Industrienationen liegt sie über achtzig Jahre. In manchen
Ländern Afrikas oder Asiens erreichen viele Menschen im
Durchschnitt nicht einmal die Hälfte davon. Hygiene und
Ernährung spielen dabei eine maßgebliche Rolle. Ausrei-
chendes und gesundes Essen zu haben oder frisches Wasser,
ist in unseren Breitengraden eine Selbstverständlichkeit.

Aber das gilt längst nicht für die ganze Welt. Obwohl für alle Menschen genug da wäre. Wenn es nur überall gerecht und fair zuginge!

Im selben Psalm, ganz am Anfang, lesen wir: »Ehe geboren wurden die Berge, / ehe du unter Wehen hervorbrachtest Erde und Erdkreis, bist du Gott von Ewigkeit zu Ewigkeit. Zum Staub zurückkehren lässt du den Menschen, du sprichst: Ihr Menschenkinder, kehrt zurück! Denn tausend Jahre sind in deinen Augen wie der Tag, der gestern vergangen ist, wie eine Wache in der Nacht.« (Ps 90,1–4) Der ewige Gott – und der vergängliche Mensch! Tausend Jahre: für Gott ein Wimpernschlag. Gerade mal ein Zehntel davon ist (eher ausnahmsweise) als Lebensalter in menschlicher »Reichweite«.

Solche Sätze, im Stundengebet der Kirche (Brevier) oft und oft rezitiert, bekommen in Grenzsituationen des Lebens wie einer Krebserkrankung – wie viele Psalmworte – eine ganz neue Bedeutung, einen anderen Klang.

Als ich vierzig wurde (2002), feierte ich mit über zwanzig Freunden und Verwandten im Bregenzerwald ein sehr schönes, ausgiebiges Fest. Ich hatte meine Promotion hinter mir, ich war als Redakteur in einem Beruf, der mich ausfüllte, ich nahm Lehraufträge an der TU Dresden, an der Universität Bamberg oder an der Sogang University in Seoul/Korea wahr. Es lief alles rund. Verdoppeln, dachte ich damals, lassen sich diese Jahre. Vielleicht habe ich weitere vierzig Jahre vor mir! Zehn Jahre später war das anders: Mit fünfzig kam das erste Mal der Gedanke auf: Hundert wirst du wohl eher nicht. Du bist jetzt am absteigenden Ast!

Prompt meldeten sich wenige Wochen nach meinem runden Geburtstag gesundheitliche Probleme. Die Symptome waren eigentlich unübersehbar. Aber ich nahm die verschiedenen Signale nicht wahr – was ja ein Teil des Problems ist. Andere taten es für mich. Ich verlegte Schlüssel und wusste nicht, wo ich meine Brille zuletzt abgelegt hatte. Meine Kreditkarte war weg. Ich arbeitete zwölf Stunden im Büro. Aber auch in acht Stunden hätte ich nicht mehr geschafft. Dass ich müde und ausgelaugt war, das registrierte ich noch irgendwie. Aber auch nicht mehr. Der Rektor des Hauses, in dem ich lebte, mein Vorgänger als Chefredakteur, bemerkte etwas und bat mich zum Gespräch. Etwas widerwillig räumte ich Probleme ein. Er schlug vor, in eine Klinik zu gehen. Er kenne ein Haus im Schwarzwald. Ich schlug vor, mich von einem befreundeten Arzt – es war der Gemeindearzt in der Pfarrei im Bregenzerwald, in der ich seit über zehn Jahren aushalf – untersuchen zu lassen. Unter anderem wurde ein 24-Stunden-Belastungs-EKG gemacht. »Vegetative Erschöpfungszustände« lautete die Diagnose. Das Wort Burnout fiel (zu meiner Beruhigung) nicht.

Aber ich machte damals die Erfahrung, dass sich Termine ganz schnell absagen oder canceln lassen. Von Weihnachten abwärts stornierte ich sämtliche Vorträge und andere Verpflichtungen. Zwei Freundinnen boten mir ein Zimmer in ihrem Haus am Starnberger See an. Dort verbrachte ich sechs Wochen im November und Dezember, die wie im Flug vergingen. Lange Spaziergänge und viel Schlaf halfen beim Abschalten. Ich bekam homöopathische Tropfen verschrieben und konnte regelmäßig mit einer geistlichen Supervisorin reden. Zeit gewann damals eine andere Dimension.

Die Arbeit in der Redaktion ging ohne mich weiter – es half der Gedanke, dass ich in einer Dreiviertelstunde in München sein konnte. Außerdem hatte ich vorgearbeitet, wichtige Entscheidungen standen nicht an. Meine Oberen waren damals wirklich großzügig. Aber ich kehrte in dieselben Strukturen zurück: ein chronisch unterbesetztes Team. Dieselbe Arbeit, die wir bis September 2009 mit 2,5 Stellen und einer Sekretärin gemacht hatten, musste ich mit einer Person weniger über die Bühne bringen. Einen Stellvertreter hatte ich, anders als mein Vorgänger, nie.

Eine Jugendfreundin, die als Anästhesistin in einem Landeskrankenhaus arbeitet, bat ich, mir den EKG-Befund noch einmal zu erklären. Sie schaute auf die verschiedenen Kurven und meinte sehr bestimmt: »Du hättest noch sieben bis zehn Tage so weiterarbeiten können. Dann hättest du einen Schlaganfall bekommen. Aber einen richtig schweren, der dich zum Pflegefall gemacht hätte.« Meinen Oberen habe ich das nie »gebeichtet« und mir – dummerweise – lange vorgemacht, dass sie nicht danach gefragt hatten.

Damals ist mir – theoretisch – bewusst geworden, dass ich in einem kritischen Alter angekommen war. Gesundheitliche Probleme auf die leichte Schulter zu nehmen, Beschwerden herunterzuspielen, zu bagatellisieren, konnte sich rächen. Der Tod wurde eine reale Möglichkeit. »Unsere Tage zu zählen, lehre uns …«: Die Schule des Lebens habe ich damals nicht wirklich ernst genommen. Aber jetzt, seit Herbst 2017, war ich plötzlich wirklich »angezählt«!

21.
Leben und Tod

Zwei Ereignisse prägten den Monat März insbesondere: das Erscheinen meines Papstbuches, das für einen Autor wie eine Geburt ist. Und der unerwartete Tod von Monika.

Der Erscheinungstermin und das Auslieferungsdatum für mein Papstbuch war der 2. April, also gut drei Wochen nach dem fünften Jahrestag der Wahl des Kardinal-Erzbischofs von Buenos Aires. Ich bekam aber schon Mitte März ein Autorenexemplar – nicht zugeschickt, sondern persönlich überreicht. Von meinem Lektor, der diesbezüglich Stil besitzt und weiß, was das fertige Buch in den Händen seines Verfassers bedeutet, aber auch: dass damit eine monatelange gemeinsame Zeit der Zusammenarbeit zu Ende geht. Ich war stolz auf das Buch – und erleichtert, dass es trotz allem gelungen war, das Projekt zu Ende zu bringen.

Völlig unerwartet traf mich Monikas Tod. Am 23. Februar hatte ich ihren Vater auf seinem letzten Weg begleitet. Nicht im Traum hätte ich mir vorstellen können, dass ich keine vier Wochen später hinter ihrem Sarg gehen würde! Am 19. März stand ich mit meinem Mitbruder Karl wieder in einer Aufbahrungshalle, auf dem Waldfriedhof, und gab Monika anschließend das letzte Geleit. Ihr Unfalltod in den Bergen war auch für mich ein schwerer Schlag. Seit September war sie mir menschlich wie ärztlich sehr nahegestanden. Wie eine Löwin hatte sie auf mich geachtet. Ihr Angebot blieb unverwirklicht: Wenn du aus Bernried zurück bist, beginnen wir ein kleines sportliches Aufbau-programm. Vielleicht wären leichte Schitouren möglich, im Frühjahr dann leichte Wanderungen. Leider ist es dazu nie mehr gekommen.

Sie kannte und schätzte das vielfach aufgelegte Buch des ehemaligen, 2013 hochbetagt verstorbenen Innsbrucker Bischofs Reinhold Stecher »Botschaft der Berge«[58]. Das auf ihn zurückgehende Motto »Viele Wege führen zu Gott, ei-ner geht über die Berge« wurde auf besondere Weise Reali-tät für Monika. Auf dem Weg nach Sterzing rief sie mich noch an, als sie in Schwaz in einem Café Zwischenstation machte. Sie schickte mir via Whatsapp auch Fotos von ih-rer ersten Schitour in Ratschings. Nach den anstrengenden Wochen der Pflege ihres Vaters tat ihr der Abstand zu Mün-chen gut. Es wurde leider ein Abschied für immer.

Auf dem Weg zurück in den Alltag wäre sie mir eine wichtige Stütze gewesen. Denn Motivation ist äußerst wich-tig, und Monika konnte diskret, aber wirkungsvoll motivie-ren. Allein erwies sich vieles als schwerer. Am 15. März 2019 wäre sie sechzig geworden. Alles hat seine Zeit – und seine Bestimmung. Wie wären wohl die letzten Monate für mich verlaufen, wenn ich auf Monikas Hilfe, ihren Rat und ihre Unterstützung hätte zurückgreifen können?

Als ich am 8. April im Münchner Stadtteil Neuhausen, in der von 1997 bis 2000 neuerbauten Herz-Jesu-Kirche, ein Juwel moderner Kirchenarchitektur, im Rahmen der Reihe

---

58 Reinhold Stecher, Botschaft der Berge. Innsbruck 1986; die 16. und bisher letzte Auflage erschien 2014. – Vgl. Dank an Reinhold Stecher. Perspektiven eines Lebens. Festgabe zum 80. Geburtstag. Hrsg. v. An-dreas R. Batlogg u. Klaus Egger. Innsbruck 2002.

»Offene Tore« eine vom Kösel-Verlag mit organisierte Autorenlesung mit meinem Papstbuch hatte, auf der Orgel begleitet von Armin Becker, hätte ich Monika gerne dabei gehabt. Ich hatte mir Musik aussuchen dürfen und bat wegen der Herkunft des Papstes um argentinische Tangomusik. Armin Becker wählte Astor Piazzolla, Roberto Firpo und Gerardo Matos Rodriguez aus – es war ein sehr gelungener Abend. Noch heute bereue ich, dass ich ihr bei der Beerdigung nicht mein Autorenexemplar auf den Sarg gelegt habe. Der frühere Rektor des Innsbrucker Jesuitenkollegs, Lothar Lies SJ (1940–2008), hat mir einmal erzählt, er habe genau dies getan, als sein Würzburger Doktorvater und Professorenvorbild, der Dogmatiker Johannes Betz (1914–1984), plötzlich verstarb und seine Festschrift »Praesentia Christi« (1984) nicht mehr selbst in Empfang nehmen konnte. Lies legte das von ihm herausgegebene Buch am offenen Grab auf den Sarg. Eine schöne Geste.

22.
Perspektivenwechsel

Krebs öffnet auch die Augen: für andere Dimensionen des Lebens. Für Dinge, an die man vorher nie gedacht, die man nur am Rande, wenn überhaupt, wahrgenommen hat, an die man bestenfalls zwanzig Jahre später oder noch mehr zu denken begonnen hätte. Ich stellte immer wieder einen – umständehalber – erzwungenen Perspektivenwechsel fest. Der aber mehr die Summe einzelner Beobachtungen und Erfahrungen war als das Resultat einer einzelnen Erkenntnis oder einer einzelnen Begebenheit.

Die Bestrahlungen, zum Beispiel, wurden auch während der Woche in der Klinik im Oktober fortgesetzt. An den ersten beiden Tagen war ich aber wegen des verabreichten Morphins und anderer Schmerzmittel derart geschwächt, dass ich nicht aufrecht auf meinen Beinen stehen konnte. Ich kam mir vor wie ein Betrunkener. Deswegen musste ich in einem Rollstuhl Platz nehmen, erstmals in meinem Leben. Und mich in die Strahlenklinik schieben lassen. Im Aufzug, der mich ins Erdgeschoss brachte, war meine Sicht nun plötzlich »halbiert«. Es war ein unangenehmes Gefühl: Ich hatte den Eindruck, die anderen schauten auf mich herunter. Das also ist die Sicht eines Rollstuhlfahrers! Nicht seine Sichtweise, sondern sein oder ihr Blickwinkel.

Als ich im Februar und März in München mit dem Rollator unterwegs war, machte mein Blick am Stachus, auf dem Marien- oder dem Odeonsplatz einen riesigen Radius, wenn eine Rolltreppe nicht funktionierte: Wo ist der nächste Lift, der mich aufnimmt? Ich gewann eine Ahnung davon, wie sich Muttis mit Kinderwägen fühlen oder Behinderte oder alte Menschen, die auf einen Rollator angewiesen sind. Die Wege können weit sein, um bis zum Bahnsteig der U- oder S-Bahn zu gelangen. Eine weitere Beobachtung: Da ich keine Kinder habe, musste ich nie Kinder wickeln. Seitdem ich selber, als Folge der Bestrahlung und der Operationen, monatelang inkontinent war und Windeln brauchte, weiß ich, was Mamas und Papas für ihre Kleinen tun, wenn sie mehrmals täglich Windeln wechseln müssen. Manchmal meinte ich ironisch: »Pampers for boys, Phase 5«. Und wenn ich einmal ganz alt bin, so ich alt werden sollte, habe ich vielleicht wieder Bedarf auf meiner letzten Wegstrecke.

War ich in St. Michael mehr oder weniger regelmäßig einmal pro Monat im Krankengottesdienst dabei gewesen, um am Ende der Messe den Segen mit Handauflegung zu spenden, fand ich mich jetzt selber plötzlich »auf der anderen Seite« vor – unter den Wartenden, die den Einzelsegen erbaten. Der, der gegeben hatte, fand sich nun unter den Bittstellern vor. Das ist ein Seitenwechsel!

Die Perspektiven ändern sich tatsächlich: Wer auf einen Rollator angewiesen ist, muss mehr Zeit einplanen, um an ein Ziel zu kommen – unterwegs kann es allerhand unvorhergesehene Hindernisse geben. Wer auf Windeln angewiesen ist, muss Ersatz dabei haben – und sich über die »Entsorgungsfrage« Gedanken machen. Die verschiedenen Erlebnisse helfen vielleicht – für spätere Lebensjahre.

23.

Freundschaft

Krankheiten und der Umgang damit machen sensibel. Auch in Bezug auf Beziehungen und Freundschaften. Schmerzhafter als sonst machen Krankheiten oder andere Einbrüche im Leben bewusst, wie wertvoll menschliche Nähe ist – und wie schmerzhaft ihr Verlust empfunden wird. Schlimmer, bedrückender und deprimierender als jede Krankheit ist nach meiner Erfahrung der Tod von Beziehungen, das Ende einer Freundschaft: das Absterben oder langsame Verkümmern einer jahrzehntelangen Beziehung, die sich verflüchtigt und auf ein Minimum an mehr oder weniger zufälligen Begegnungen reduziert.

Bei dem seit über vierzig Jahren in Indien lebenden, zwischen dem Subkontinent und Europa hin und her pendelnden deutschen Schriftsteller Martin Kämpchen las ich: »Als Ausdruck von Lässigkeit, von Ironie, von Ermahnung und Warnung wird das Wort missbraucht: ›Mein Freund!‹ Immer mit Ausrufezeichen. ›Freundschaft‹ hat kein Gewicht. Heutzutage heißen Freunde ›Followers‹ oder ›Friends‹ und bevölkern die sozialen Medien. Man kennt ihre Anzahl, aber keine Gesichter.«[59]

Das ist natürlich eine leise Kulturkritik. Wobei ich mir einbilde, dass sich dem Phänomen nicht so leicht auswei-

---

[59] Martin Kämpchen, *wahrhaftig* sein. 7 Schritte zur Lebenskunst. Ostfildern 2016, 85.

chen lässt. Aber was dann über Freundschaft im modernen Leben folgt, trifft eine Ursehnsucht. Worauf es zwischen zwei Menschen ankommt: »Das ist wesentlich: *Sie verlieren sich nicht aus den Augen.* Sie leben so, als sei der andere Freund immer neben ihm oder neben ihr.«[60]

Einen Lebensfreund oder eine Lebensfreundin findet man – vermutlich – nur einmal im Leben. »Treue«, so Kämpchen, »ist eine schwere Tugend in einer Zeit, in der alles in Bewegung ist, in der Veränderung Trumpf ist, in der keine ›Standworte‹ notwendig sind, weil Internet und Mobiltelefon Kommunikation von überall nach überallhin möglich machen. In einer solchen Zeit ist es schwer, Standhaftigkeit, Beständigkeit – Treue eben – zu (er)leben. Treue sagt: ›Ich bin da! Ich verändere mich nicht!‹«[61]

Nichts kann so schmerzhaft sein wie der Verlust dieser Worte: »Ich bin da – für dich!« Auch diese Erfahrung habe ich in den zurückliegenden Monaten machen müssen: Ich habe mir diesen oder jenen Menschen ans Bett gewünscht, hätte alles für einen Anruf gegeben, hätte Nähe und Aufmerksamkeit geschätzt. Und ich wurde enttäuscht. Hatte ich zu hohe Erwartungen? Habe ich zu sehr verletzt: andere – bewusst oder unbewusst? Warum gehen selbst in schlimmen Tagen Freundschaften zu Bruch? Die Trauer über eine zu Ende gegangene Freundschaft hat mir monatelang extrem zu schaffen gemacht. Mir als Priester und Jesuit eingestehen zu müssen, dass ich es nicht geschafft habe, verloren gegangenes, verspieltes Vertrauen wiederherzustellen,

---

60 Ebd., 90.
61 Ebd., 96.

fiel mir schwer – und tut es immer noch. Manchmal fühlte ich mich als Verlassener, und das tat weh. Sehr weh. Erst wenn es zu spät ist, wird einem manchmal bewusst, wie gesegnet man mit einer Freundschaft war, die in guten wie in schlechten Tagen, in Gesundheit und Krankheit, bei Erfolg oder Misserfolg Halt gibt, die aufbaut, die aufrichtet.

Ich büße bitter für mein Versagen. Körperliche Versehrtheit, eine Operationswunde ist das Eine. Das Leben schlägt auch andere Wunden. Äußerlich sind sie nicht immer sichtbar. Sie zeichnen einen innerlich. Wahre Freundschaft ist wertvoller, manchmal vielleicht sogar »effizienter« als Medikamente.

24.

Noch einmal
ein Klinikaufenthalt

Ich hatte ja Glück: Lediglich drei Monate musste ich mit einem künstlichen Darmausgang leben, das ist offenbar eher die untere Grenze. Die »Rückverlagerung des doppelläufigen Ileostomas«, wie es im ärztlichen Bericht heißt, war punktgenau drei Monate nach dem 19. Januar angesetzt, also am 19. April. »Einrücken« musste ich einen Tag vorher, einem Mittwoch – diesmal ging ich, anders als im Januar, allein in die Klinik. Der Eingriff fand wieder unter Vollnarkose statt – ich bat darum, mir dabei auch meinen Power-Port zu entfernen, um mir eine weitere Narkose zu ersparen. Die Ärzte und das Pflegepersonal kannte ich ja schon. Wer für eine Stoma-Rückverlegung anrückt, ist ein sicherer Beweis für erfolgreiche Medizin. Der Eingriff ist Routine, aber auf dem Weg in den OP-Saal fing ich wieder automatisch zu beten an. Mich tröstete, dass das voraussichtlich die letzte Operation sein sollte.

Die OP verlief komplikationslos. Der postoperative Verlauf inklusive »Kostaufbau« ebenso. Ich hatte gehofft, noch vor dem Wochenende entlassen werden zu können. Aber sinnvollerweise warten die Chirurgen ab, bis sie in die häusliche Pflege entlassen. Bei mir war das am vierten postoperativen Tag der Fall, also am Montag. Meinen Einwand, am Wochenende passiere ohnehin nicht viel und ärztliche Versorgung geschehe nur auf Sparflamme, ließ Dr. Ladurner nicht gelten. Ich schämte mich hinterher, dass ich meinte, ihn bedrängen zu können.

Manchmal gibt es glückliche Zufälle: Ich war von Mittwoch bis Sonntag allein im Zimmer, die Sonne schien herein, erstes Frühlingserwachen – draußen wie auch drinnen, bei mir, stimmungsmäßig. So lästig ich die Stoma-Versorgung zeitweise erfahren hatte, so sehr beschäftigt nach der Rückverlegung die Frage, ob wieder alles »in die Gänge« kommt, sprich: zufriedenstellend funktioniert. Dass ich weiterhin, nicht nur nachts, sicherheitshalber würde Windeln tragen müssen, wusste ich. Die Frage war nur: wie lange?

Am Sonntagvormittag kam nach dem Hochamt in St. Michael eine Besucherin kurz vorbei, um einen längeren Besuch für den Nachmittag anzukündigen, damit wir gemeinsam den Rosenkranz beten könnten. Von ihr habe ich schon erzählt. Es wurde nur ein Gesätzchen daraus, weil ich mich nicht wohl fühlte. Außerdem hatte ich inzwischen einen Zimmernachbarn bekommen, den ich nicht stören wollte.

Ich schätzte ihn auf Mitte sechzig. Als er eingeliefert wurde, hielt ich ihn für einen Obdachlosen. Sein Gesicht war von Blutergüssen übersät, alles war geschwollen, er schaute furchtbar aus. Sicher im Suff gestürzt, dachte ich. Und wunderte mich, dass man »solche« Leute hier aufnahm. In einer Universitätsklinik! Warum erzähle ich das? Weil der erste Eindruck falsch war. Ich irrte – gewaltig. Denn der Patient, ein Diabetiker, stellte sich als Frauenarzt heraus, der seit drei Jahren an Pankreaskrebs laborierte, starke Medikamente bekam und nachts bei einem Gang zur Toilette mit dem Gesicht auf die Bettkante gestürzt war. Als er dem Arzt, der die Anamnese vornahm, antwortete, fiel mir bereits auf, dass er mit Fachausdrücken leicht umgehen konnte. Später erzählte er mir von seinem traumatischen Berufseinstieg, einer misslungenen Entbindung, bei der die Mutter des Babys, das überlebte, zu Tode kam. Der Jungarzt war zwar nicht schuld an der Sepsis, stand aber fast ein Jahr lang unter Verdacht – man kann sich unschwer vorstellen, was das für einen Neuling bedeutet. Die Lebensgeschichte berührte mich.

Aber das war noch nicht alles! Bevor er Besuch von zuhause erhielt, stimmte er mich ein. Er wies mich darauf hin, dass bald sein Lebenspartner komme. Der sei tätowiert, ich solle nicht erschrecken. Ich weiß nicht mehr genau, was ich antwortete. Aber plötzlich fragte er mich: »Sind Sie Priester?« »Und wenn?«, erwiderte ich. Da begann er weiterzureden: Der legendäre Münchner Pfarrer Rainer Maria Schießler hätte mit seiner offenen Art dafür gesorgt[62], dass er noch nicht aus der Kirche ausgetreten sei, weil er bei einer Fronleichnamsprozession vor einem von Schwulen frequentierten Restaurant gehalten und hinübergerufen habe: »Ihr gehört auch dazu.« Nach den vielen Demütigungen und Ausgrenzungen, die er im Laufe seines Lebens als praktizierender Katholik erlebt hat, war er knapp vor dem »Absprung«.

---

62 Vgl. Rainer M. Schießler, Himmel, Herrgott, Sakrament. Auftreten statt austreten. München 2016. Das Buch lässt kein Reizthema aus und fand sich sechzig Wochen lang auf der Bestsellerliste des SPIEGEL vor. 150000 verkaufte Exemplare der vielfach aufgelegten Veröffentlichungen sprechen für sich. – Im September 2018 ist ein neues Buch von Schießler erschienen, das die zuvor angeschlagenen Themen erweitert und vertieft: Jessas, Maria und Josef. Gott zwingt nicht, er begeistert. München 2018.

Das ist mir sehr nahegegangen, zumal ich zuvor, schon rein wegen der Optik, meinen eigenen Vorurteilen aufgesessen war. Noch heute schäme ich mich dafür. Ich schickte meinem Zimmernachbarn mein Papstbuch zu und bekam dann eine nette Dankkarte, später gab es noch einmal einen Kontakt.

Solche ebenso unerwarteten wie unvermuteten Begegnungen gab es in den Monaten meiner Krankheit immer wieder einmal, in der Klinik, in St. Michael, oder brieflich: Gespräche, die über den üblichen, oft sehr oberflächlichen Smalltalk hinausgehen und in ungeahnte Tiefen führen; Begegnungen, die heilsam waren.

Es tat mir auch gut, von Kellnern und Köchen in einer Traditionswirtschaft unweit des Viktualienmarktes, wo ich seit zwei Jahren mehr oder weniger regelmäßig mindestens einmal pro Woche, manchmal an zwei Abenden, hinter der Theke stand und Bier zapfte, aber auch von einer Reihe von Stammgästen, die sich an mein Gesicht gewöhnt hatten, zu hören: Wir vermissen Sie! Sie fragten in St. Michael nach, nahmen Anteil, schickten Grüße. Das tat gut. Vermisst zu werden heißt: Man wird gebraucht, man wird geschätzt. Leider musste ich im Herbst 2017 meine Dienste einstellen, aber natürlich kam ich als Besucher, auch wenn ich bis heute nicht mehr behilflich sein kann. Ich werde diese »Ausflüge« in die Arbeitswelt aber wieder aufnehmen, sobald ich kann. Bei der ebenso patenten wie umtriebigen Wirtin, die nebenher den Innenhof von St. Michael jedes Jahr mit Tausenden von Blumenzwiebeln beschenkt und einmal im Jahr ein riesiges Fest ausrichtet, konnte ich viel lernen – für mein Jesuitenleben.

25.

»Silberhochzeit«

Bis zuletzt hatte ich es offen lassen und den Kardinal hinhalten müssen: Am 24. April 2018 jährte sich der Tag meiner Priesterweihe zum fünfundzwanzigsten Mal. 1993 war der heutige Erzbischof von Wien Weihbischof. Weil er, im Frühjahr 1945 von seiner Mutter als Baby von Böhmen ins Montafon evakuiert (von wo aus man zu Fuß die Schweizer Grenze erreichen kann), in Vorarlberg aufgewachsen war, fiel die Wahl des Provinzials seinerzeit auf ihn, zumal das Verhältnis von Dominikanern und Jesuiten in der Kirchengeschichte auch schon angespannter war: Seither stand ich mit Christoph Schönborn OP in losem, aber regelmäßigem Kontakt. Anlassbedingt wurde er manchmal etwas enger, etwa in Zusammenhang mit den beiden von Papst Franziskus einberufenen Weltbischofssynoden in Rom in Sachen Familie (2014/15). Mein Papstbuch ist dem Kardinal gewidmet.

Weil er einen ähnlich gelagerten Krankheitsfall in seiner Familie hat, konnte sich Schönborn meine Krankheit und ihre Auswirkungen gut vorstellen. Zu Weihnachten und zu Ostern hatte er meine beiden kleinen Meditationen in der Zeitschrift »Christ in der Gegenwart« gelesen und, wie ich hinterher erfuhr, bei Priesterkonferenzen von einem Jesuiten vorlesen lassen. Das berührte mich sehr. Kardinal Schönborn schrieb mir, er würde sich freuen, wenn wir meinen Weihetag zusammen verbringen könnten. Er schlug eine Messe mit anschließendem Mittagessen in seinem Palais vor. Geweiht hatte er mich in der Konzilsgedächtniskirche im XIII. Wiener Bezirk (Hietzing), wo ich von Herbst 1991 bis Frühsommer 1993 ein Pastoralpraktikum absolviert hatte.

Selbstverständlich ist das nicht, dass ein auch weltkirchlich stark engagierter Kardinal Zeit findet für einen solchen Anlass. Ich fühlte mich geehrt. Aber erst am Wochenende zuvor zeichnete sich ab, dass ich die Reise mit der Bahn würde antreten können. Zugegeben, es war etwas riskant, so kurz nach einer Operation, und es reiste ein Windelträger an! Aber ich nahm mir drei Tage Zeit, um Stress zu minimieren, und das stellte sich als richtig heraus. Zur Messe mit anschließendem Mittagessen brachte ich Gerwin Komma SJ mit, der seit 1. Februar 2018 Bischofsvikar für die Orden war, ein Amt, das er im 77. Lebensjahr antrat. Er war 1993 mein Provinzial gewesen. Außerdem war Elmar Mitterstieler SJ dabei, langjähriger Spiritual in Innsbruck, Wien und Brixen. Und Laura Moosbrugger, die Provinzoberin der Sacre Cœur-Schwestern, die zuvor Provinzökonomin und in Bregenz Hausoberin gewesen war. Den schlichten Gottesdienst mit einer anrührenden Predigt des Kardinals sowie das anschließende Mittagessen, bei dem Schönborn freimütig über den Widerstand gegen Papst Franziskus sprach, habe ich in sehr guter Erinnerung. Es war wirklich ein Feiertag.

Dass ich zwei Tage später kurz stationär in die Klinik musste, um aufgetretene Probleme anschauen zu lassen, ist ein nebensächliches Detail. Schon damals allerdings hätte mir aufgehen müssen, dass es noch ein langer Weg sein würde. Einen Tag eher als ursprünglich geplant wurden mir am 2. Mai die Fäden gezogen. Das Ende meiner »Klinikkarriere« freilich war das nicht.

26.

Wie ein Schüler:

Schlucken lernen

Nach den beiden Operationen im Januar gab es bis März eine Pause: Mein Körper sollte sich von den Eingriffen erholen. Am 8. März wurde die Chemotherapie fortgesetzt, in Tablettenform: Zehn Tage hintereinander täglich zehn große, für mich riesig erscheinende Tabletten. Die zweite Staffel begann am 27. März und dauerte bis 8. April. Zweihundertvierzig Tabletten! Danach wieder Pause, dann die Rückverlegung am 19. April, danach wieder Pause.

Da ich am 4. Mai, dem achtzigsten Geburtstag meiner Mutter, mit meinen Eltern, meiner Schwester und deren Freund für eine Woche nach Meran fuhr, war die nächste Staffel für den 12. Mai angesetzt. Eine weitere Schachtel »Capecitabin Filmtabletten 500«, ein zytostatisch wirkender Arzneistoff, der im Tumor in die aktive Substanz umgewandelt wird. Dreihundertsechzig Tabletten! Ich kam mir vor wie ein Medikamentendepot.

Schon in Meran war es mir nicht gut gegangen. Zwar dauerten meine Spaziergänge nicht länger als dreißig Minuten. Einen Rollator benötigte ich nicht mehr. Aber ich war sehr müde und hatte Schmerzen in den Beinen. Nebenwirkungen der Medikamente, wie ich auf dem Beipackzettel las, auf dem noch ganz andere potentielle Beschwerden standen, die auftreten könnten. Vor allem aber klappte es nicht mit der Kontinenz. Was mich extrem ärgerte.

Fuat empfahl deswegen eine längere Pause, ich sollte die Chemo vorerst absetzen. Fünf Staffeln standen noch aus, also insgesamt noch sechshundert Tabletten. Ich hatte inzwischen einen Horror vor der Verpackung entwickelt. Wenn ich sie sah, überkam mich schon ein Gefühl der Abneigung. Wie ein Kind hatte ich jeden Tag von hundertzwanzig heruntergezählt – irgendwann ist die Hälfte erreicht und man weiß: Du hast bereits mehr konsumiert als noch in der Packung auf dich warten.

Bei einer Kinderärztin, deren drei Kinder in St. Michael ministrieren, fragte ich nach: Was tun – angesichts des Bergs an Tabletten, der auf mich wartet? Sie kannte mein Problem: Ich kann keine Tabletten schlucken. Schon im Oktober hatte ich mir einen Mörser besorgt, aber solange die Medikamente als Infusionen durch den Port eingeführt wurden, brauchte ich ihn nicht. In der Klinik hatte ich fast alle Medikamente in Flüssigform erhalten, nur die Schlaftabletten mussten zermörsert werden – eine einzige Krankenschwester machte sich einmal darüber lustig. Als ich mich Barbara anvertraute, landete ich einen Volltreffer: Einer ihrer Söhne hatte dasselbe Problem. Und er hat das Schlucken gelernt! Gern nahm ich ihr Angebot an, mir dieselbe Logopädin und Phonetikerin zu vermitteln. Die Krankenkasse willigte ein.

Einer meiner ersten Gedanken im Herbst war gewesen: Wie soll ich mit meinem großen Handicap umgehen: Wie kann ich Medikamente einnehmen, wenn ich keine Tabletten schlucken kann? Schon als Kind konnte ich es nicht. Aspirin löste sich auf, alle anderen Tabletten wurden bei mir seit jeher mit einem Löffel oder einem Mörser bearbeitet –

mehr oder weniger gut. Nun bot sich eine Chance, und ich ergriff sie. Wie sollte ich auch nur ahnen können, was mir noch alles bevorstand!

Zu wissen, dass es auch anderen so geht – Fuat sagte mir, eine seiner Schwestern sei seit Kindertagen nicht imstande, Tabletten zu schlucken –, ist schon einmal tröstlich. Ich bin nicht der Einzige auf der Welt, der sich so anstellt! Ob es mich stören würde, wenn bei der Logopädin hauptsächlich Mütter mit ihren Babys oder Kleinkindern therapiert würden? Das war mir absolut egal – angesichts der Massen an Tabletten, die mir noch bevorstanden. Mich dafür genieren? Nein. Stimm-, Sprach-, Sprech- oder Schluckstörungen waren offensichtlich nicht so selten, sie können organische oder funktionelle Ursachen haben. Ich dachte mir: Das lernst du jetzt noch – die Schluckfunktion.

Elf Sitzungen genehmigte die Krankenkasse. Sie begannen Mitte März und dauerten bis Ende Juli. Die Praxis lag direkt an einer U-Bahnstation in Sendling und war leicht zu erreichen. Mir taten die verschiedenen Übungen und Gespräche sehr gut, sie erinnerten mich an Eutonie.

Während eines Termins, als Frau Kraus, die Logopädin, nachdem sie meinen Hals massiert hatte, Zischlaute mit mir einübte und ich den Kopf hastig auf und ab bewegen sollte, kam mir der Film »The King's Speech« (2010) in den Sinn. Ich hatte ihn erstmals auf einem Langstreckenflug angeschaut.

In dem mit vier Oscars ausgezeichneten Film stellt Colin Firth Albert, den Herzog von York, dar, der seinem Bruder Edward VIII. als König George VI. auf den Thron folgt und die Monarchie retten muss. Seit Kindertagen stottert er. Mehrere traumatische öffentliche Auftritte hat er hinter sich, unter anderem die in einem Fiasko endende Ansprache bei der Abschlussveranstaltung der British Empire Exhibition im Jahr 1925, bei der ihm während der Rundfunkübertragung die Stimme versagte. Seine Frau Elizabeth macht Lionel Logue ausfindig, einen aus Australien stammenden Sprachtherapeuten und Gelegenheitsschauspieler. Mit unkonventionellen Methoden hatte dieser nach dem Ersten Weltkrieg vor allem traumatisierte Patienten (»Kriegszitterer«) erfolgreich therapiert und sich autodidaktisch weitergebildet. Nun soll der Selfmademan, der kein Arzt war, wie der eifersüchtige Erzbischof von Canterbury, Cosmo Lang, herausfindet, dem designierten König helfen. Die Krönung in Westminster Abbey verläuft fast fehlerfrei.

Aber George VI., der damit hadert, durch den Thronverzicht Edwards, der auf der Heirat mit der geschiedenen Amerikanerin Wallis Simpson bestanden hatte, unvorhergesehen auf den Thron des Vereinigten Königreichs gelangt zu sein, schaudert vor jedem weiteren öffentlichen Auftritt, bei dem man von ihm naturgemäß eine »Wortspende« erwartete. Seine als historisch eingestufte Rundfunkansprache am 3. September 1939, bei der er den Eintritt des Empires in den Zweiten Weltkrieg rechtfertigen musste, belastet ihn sehr. Winston Churchill, damals noch Erster Lord der Admiralität (er wurde erst im Mai 1940 nach dem Rücktritt Neville Chamberlains Premierminister), »steckt« dem hypernervösen König, dass er selber einmal stotterte – einen Leidensgenossen an seiner Seite zu haben, das stärkt den König. Er blieb lebenslang mit Logue befreundet, der bei allen weiteren Kriegsansprachen des Königs assistierte, wie einen der Abspann des Films wissen lässt. Lionel Logue († 1953), von George VI. 1944 in den persönlichen Adelsstand erhoben, war neben der Königin einer der wenigen, die den König mit seinem Kosenamen Bertie ansprechen durften.

Überrascht war Frau Kraus über diesen Vergleich nicht. Nicht nur, weil Colin Firth ihr Lieblingsschauspieler ist. Sie kennt den Film. Meine traumatischen Erfahrungen mit dem Tablettenschlucken sind demgegenüber, was der bemitleidenswerte König lebenslang zu erdulden hatte, geradezu lächerlich.

Damals schon kam es mir komisch vor: Ich saß einmal ein Semester lang in Tirol mit einem jungen Benediktiner in einem Seminar. Er stotterte. Sein Abt hatte ihm prompt nach einem im Jahr 974 in Sankt Gallen verstorbenen Gelehrten und Dichter der karolingischen Zeit den Klosternamen Balbulus (»der Stotterer«) verpasst – eine Demütigung, die dem Abt offenbar nicht bewusst war, vielleicht, weil er Notker Balbulus nur als Notker Poeta kannte.

Musste ich den Praxistest antreten? Bis heute nicht. Denn im Juni nahmen die Beschwerden (Inkontinenz) zu, sodass die Chemotherapie weiter ausgesetzt blieb. Den Erfolg meiner Therapie muss ich erst unter Beweis stellen.

27.

Noch einmal
auf die Klinikambulanz

Trotz zweier erholsamer Wochen auf einem Vorsäß im Bregenzerwald und zwei weiterer Wochen am Wörthersee wurde es mit der Inkontinenz nicht besser. In Kärnten musste ich ärztlichen Rat einholen. Die Schwiegertochter der Nachbarin des kleinen Seehauses ist Chirurgin. Stress und Anspannungen, so Sigrid, seien ein Faktor, den ich nicht unterschätzen solle. Sie wunderte sich, dass ich für eine Woche meine Eltern an den See geholt hatte und sie rund um die Uhr versorgte.

Da ich die sechste Auflage von »Darm mit Charme« erhalten hatte, schaute ich sofort im aktualisierten Teil »Neues zur Darm-Hirn-Achse« nach und wurde fündig: »Der Darm kann unserem Gehirn Impulse schicken, über Nervenfasern zum Beispiel«[63]. Aha – war das die Lösung? »Unser Darm leiht dem Gehirn viel Energie, um mit Stress fertig zu werden«[64]. Schon weiter vorne im Buch steht Aufschlussreiches über den »Reizdarm« zu lesen[65]. Die dort geschilderten Szenarien erschreckten mich etwas. Aber zusammen mit den Hinweisen von Sigrid führten sie immerhin dazu, dass ich nach meiner Rückkehr nach München

---

63 Giulia Enders, Darm mit Charme, 280.
64 Ebd., 278.
65 Vgl. ebd., 138–148.

Anfang Juli mit Dr. Ladurner und Fuat Kontakt aufnahm, die beide eine Darmspiegelung vorschlugen, um Ursachen für meine Beschwerden zu klären oder wenigstens auszuschließen.

Schon das Wort Darmspiegelung löst bei mir Unangenehmes aus. Am 25. September 2017 hatte eine solche mit dem Befund Krebs geendet – und mein Leben dramatisch verändert. Durchkreuzt! Jetzt noch einmal? Ich sah ein, dass Entzündungen oder andere Ursachen nur auf diesem Weg festgestellt werden konnten. Das Ergebnis sollte Aufschluss geben über eine mögliche Entzündung der Narbe im Unterbauch. Ich hatte immer nur die äußerlich sichtbare Narbe an der rechten Bauchdecke beachtet, aber fast nie daran gedacht, dass ja die Stelle, an der der Tumor entfernt wurde, die Größe eines DIN-A4-Blattes hatte und der Darm dort wieder zusammengenäht wurde. Bei der Operation wurde viel Nervengewebe entfernt. Dessen Funktionen bzw. die entsprechende Empfindlichkeit waren mit der OP unwiederbringlich verlorengegangen.

Am 12. Juli sollte ich um 10 Uhr für die Koloskopie in der Klinik sein. Weil ich nicht gut vorbereitet war, musste ich viereinhalb Stunden warten, in einem fensterlosen Raum, von dem aus zwei Türen zu Toiletten führten. Schrecklich! Endlos! Erst kurz vor 15 Uhr wurde der Eingriff vorgenommen. In den Tagen danach hoffte ich, dass nun alles gut würde. Darin bestärkte mich auch der Befund. Der Chirurg, aber auch Fuat waren zufrieden mit dem, was die Bilder zeigten.

Aber ich hatte mich getäuscht. Vier Tage nach der Koloskopie hatte ich große Schmerzen. Ich hatte eine Abendmesse übernommen und tat mich schwer mit Stehen und Sitzen. Die Probleme dauerten nachts an, bis etwa 2 Uhr früh. Nicht den Tod wünschte ich mir in solchen Situationen. Aber ein Ende der Schmerzen. Und immer die Fragen: Bin ich zu wehleidig? Zu ungeduldig? War es Ironie oder schwarzer Humor, wenn ich mich fragte oder fragen ließ: Bist du schon »dicht«? Wieder dicht? Noch dicht?

Natürlich legt man sich in schlaflosen Nächten allerhand Theorien zurecht. Ich griff wieder zu Monikas Buch »Gesund durch Vertrauen«: Es geht wirklich auch darum, Vertrauen neu zu lernen, kleine Schritte zu setzen, zu lernen, die Verfügung aus der Hand zu geben, loszulassen … Theoretisch war mir das alles klar. Aber die praktische Umsetzung? Die dauert! Und sie dauert an.

Ende Juli gab ich Dr. Ladurner, seiner Frau und seiner Tochter eine Kirchenführung in St. Michael, hinterher gingen wir in »mein« Wirtshaus essen. Zwei Tage später saßen wir zu dritt zusammen: Dr. Ladurner, Fuat, der Onkologe, und ich. Aus chirurgischer Sicht, so der Chirurg, sei ich geheilt. Nötig seien nur die üblichen Nachsorgeuntersuchungen. Fuat meinte: »Wir beenden die Chemotherapie, da wir ohnehin eine so große Pause seit Mai hatten.« Das war ein Wort! Also keine weiteren Tabletten mehr!

Daheim legte ich die Windeln ab (welch Befreiungsgefühl!), brachte alle übriggebliebenen Medikamente bis auf die Salben in unsere Apotheke hinüber – und fühlte mich danach »wie neugeboren«. Ich fragte mich: Bin ich jetzt geheilt? Vollständig geheilt? Problem- und beschwerdefrei? In die Realität zurückgeholt hat mich Fuat, der Onkologe, mit dem Satz: »Wir machen dann im Herbst Bluttests und schauen nach, ob sich Metastasen gebildet haben.« Dass ich jahrelang mit einem Rezidiv zu rechnen habe, hatte ich bereits verdrängt. Was ich mittlerweile weiß: Nachher ist nicht mehr wie vorher! Niemals mehr. Würde ich lebenslang ein Gezeichneter bleiben?

28.
»Zeige deine Wunde!«

Die Narbe auf meiner rechten Bauchseite erinnert mich an den künstlichen Darmausgang. Das wird noch eine Weile so sein, vielleicht für immer. Eine Erinnerung an ... Die anderen drei »Bohrlöcher« erkennt man nur mehr bei genauem Hinschauen. Als ich im März zwei Tage meine Eltern besuchte, zeigte ich meiner Mutter die Stoma-Stelle. »Das könnte ich nicht, da hingreifen, den Beutel wechseln und reinigen!«, war ihr entsetzter Ausruf. Hatte ich eine Wahl? »Ich habe keinen Butler oder eine private Pflegeperson, die mich versorgt«, war damals meine Antwort. Natürlich kostet es Überwindung, und auch ich brauchte Zeit, um zu verstehen: Das bin ich, das gehört zu mir!

Seit vielen Jahren hatte ich in der Osterzeit darüber gepredigt, und nie habe ich den Sinngehalt ganz ausgekostet: »Narben sind Augen!« Oft hatte ich dieses Wort mit jenem über den Gottesknecht aus dem Prophetenbuch Jesaja verknüpft, das in der Liturgie des Karfreitags zur Verlesung kommt: »Durch seine Wunden sind wir geheilt.« (Jes 53,5) Der Auferstandene trägt Wundmale, und die machen ihn für die Seinen erkennbar: Der Auferstandene ist identisch mit dem Gekreuzigten! Und selbst die Jünger Jesu brauchen ihre Zeit, um das zu realisieren. Und Thomas, der zuerst nicht dabei ist, will nicht glauben, bevor er es nicht mit eigenen Augen gesehen hat (vgl. Joh 20,24–29). Er will hinlangen – und kommt zu einem Bekenntnis, als ihn der in ihre Mitte tretende Jesus dazu einlädt: »Mein Herr und mein Gott«! (Joh 20,28)

Der tschechische Theologe und Romano-Guardini-Preisträger Tomáš Halík fragt sich: »Wurde der Apostel Thomas beim Anblick des Auferstandenen wirklich ein für alle Mal von allen seinen Zweifeln befreit – oder zeigte ihm Jesus *durch seine Wunden* vielmehr jene einzige Stelle, an der der Suchende und der Zweifelnde wirklich *Gott berühren* kann?«[66] Sich mit Thomas, dem die Tradition den Beinamen »der Zweifler« verpasst hat, zusammentun, wie Thomas nicht blind der Behauptung eines Happy ending der Passionsgeschichte Glauben schenken, diesem Gedanken ging ich in der Osterzeit 2018 öfters nach. Denn: »Die Wunden bleiben Wunden.«[67]

Vielleicht reden wir Christen manchmal zu schnell von Auferstehung – und übergehen auf dem Weg zum Ostermorgen das, was ihm vorausging. Aber nur, weil wir »nach Ostern« leben, dürfen wir die Passion Jesu nicht vorschnell zur »Siegergeschichte« umschreiben[68]. Davor warnt Johann Baptist Metz in seiner Vorlage für den Beschlusstext »Unsere Hoffnung« (1975) der Würzburger Synode (1971–1975): »Die Hoffnungsgeschichte unseres Glaubens ist in Jesu Auferweckung unbesieglich geworden. (…) Diese Hoffnungsgeschichte, in der sich Jesus als der lebendige Sohn Gottes erweist, ist keine ungebrochene Erfolgsge-

---

66 Tomáš Halík, Berühre die Wunden. Über Leid, Vertrauen und die Kunst der Verwandlung. Freiburg 2013, 17.
67 Ebd., 21.
68 Vgl. zur Textgeschichte: Johann Baptist Metz, Gesammelte Schriften. Bd. 6/2: Lerngemeinschaft Kirche. Freiburg 2016, 21–70.

schichte, keine Siegergeschichte nach unseren Maßstäben. Sie ist vielmehr eine Leidensgeschichte«[69]. Denn bei Jesaja ist, ebenso wie in den Passionserzählungen der Evangelien, von Blut die Rede, von Schmerzen und Qualen, von Angstschweiß, von einem gemarterten Körper – kein schöner Anblick, keine Siegergestalt, nichts Erhabenes. Aber es heißt eben auch: »Durch seine Wunden sind wir geheilt.« Durch nichts anderes.

Es ist für mich als Jesuit unglaublich tröstlich und berührend zu wissen, dass dieses Wort sich auch in einem der Lieblingsgebete von Ignatius wiederfindet. Im »Anima Christi« (vgl. GL 6/4) findet sich die geradezu intime Bitte: »Birg in deinen Wunden mich!«

Seele Christi, heilige mich.
Leib Christi, rette mich.
Blut Christi, tränke mich.
Wasser der Seite Christi, wasche mich.
Leiden Christi, stärke mich.
O gütiger Jesus, erhöre mich.
Birg in deinen Wunden mich.
Von dir lass nimmer scheiden mich.
Vor dem bösen Feind beschütze mich.
In meiner Todesstunde rufe mich,
zu dir zu kommen, heiße mich,

---

69 Unsere Hoffnung. Ein Bekenntnis zum Glauben in dieser Zeit, in: Gemeinsame Synode der Bistümer der Bundesrepublik Deutschland. Offizielle Gesamtausgabe. Mit einem Vorwort zur Neuausgabe von Karl Kardinal Lehmann. Freiburg 2012, 85–111, 88 f.

mit deinen Heiligen zu loben dich
in deinem Reiche ewiglich.[70]

Geborgen sein in den Wunden Jesu (span. »¡Dentro de tus
llagas, escóndeme!«, lat. »Intra tua vulnera absconde me«):
ein starker Gedanke! Sogar ein C. G. Jung hat das »Anima
Christi« in seinen Vorlesungen über Ignatius von Loyola
(1940) kommentiert[71].

Der Gedanke führt mich zurück zu meinem Primiz-
spruch, nämlich zu einem Wort aus dem Kolosserbrief (Kol
3,3): »Euer Leben ist mit Christus zusammen verborgen in
Gott« (καὶ ἡ ζωὴ ὑμῶν κέκρυπται σὺν τῷ Χριστῷ ἐν
τῷ θεῷ). Kekryptai – von daher leitet sich unser deutsches
Wort Krypta ab – bedeutet so viel wie: verborgen, geborgen.

Vom verwundeten Jesus heißt es im Hebräerbrief, er
könne »mitfühlen mit unserer Schwäche« (Hebr 4,15).
Das ist, was man Empathie nennt: Einfühlungsvermögen.
Am Leben Jesu teilnehmen bedeutet auch, am Leiden Jesu
teilnehmen, Kreuzerfahrungen machen, Erfahrungen der
Verlassenheit, des Nicht-Verstanden-Werdens, der Sprachlosigkeit. Das kennen wir alle. Kranke erst recht. »Birg in
deinen Wunden mich« bedeutet auch: Schmerz zulassen,
nicht wegreden oder wegbeten.

---

70 Vgl. dazu Balthasar Fischer, Das Anima Christi als Kurzformel des
christlichen Glaubens. Ein Zeugnis von John Henri Newman aus seinem Todesjahr 1890, in: Trierer Theologische Zeitschrift 99 (1990),
236–239; Bernhard Klinger, Anima Christi. Biblische Quellen eines
Gebets, in: Geist und Leben 85 (2012), 358–375.
71 Vgl. Eckhard Frick, Durch Verwundung heilen, 141–143.

Durch Christi Wunden sind wir geheilt! Das will ich glauben, darauf vertraue ich auch. In Jesu Wunden sind unsere Wunden und Verletzungen geborgen – und aufgehoben. Das ab und zu glauben zu können, ist nicht wenig!

Auch hier kommt wieder das Axiom der Kirchenväter ins Spiel: Was nicht angenommen ist, kann nicht erlöst werden. »Das Erste, was Gott von uns will«, so Halík an anderer Stelle, »wenn er uns die Gnade (eine wirklich anspruchsvolle, keinesfalls billige Gnade) gewährt, seine Wunden zu sehen, ist, *sie anzunehmen*. Auch zu diesen Tatsachen des Lebens ›Ja‹ sagen zu können – und das auch dann, wenn dieses ›Ja‹ noch nicht mit einem völligen Verständnis einhergeht, wenn in uns noch nicht restlos beantwortete Fragen bleiben: ›warum?‹ oder ›warum gerade ich?‹. *Ich darf meine Wunden haben!* Das ist ein großer, befreiender Schritt zur Heilung. Ich muss nicht stark und schön und erfolgreich sein wie die Helden aus Filmen und Fernsehserien, ich muss nicht gepudert glücklich sein, unerschütterlich gesund und ewig jung wie die Dandys in den Schaufenstern der allgegenwärtigen Werbungen für Alles und Nichts, ich muss nicht vor Entschlossenheit flackernde Augen haben, eine ausgestreckte Hand und ein Perlweiß-Lächeln wie die Politiker auf den (mit Bildbearbeitungsprogrammen retouchierten) Wahlplakaten.«[72]

Auch die Emmausjünger[73] können erst beim gemeinsamen Mahl eine Verbindung zu Jesus herstellen. Alle Gespräche auf dem Weg dorthin können ihnen, die sich in

---

72 Ebd., 217.
73 Manche Theologen behaupten, es habe sich dabei um einen Mann und eine Frau gehandelt – ein Gedanke, der mir nicht unsympathisch ist.

ihrem Schmerz, ihrer Enttäuschung und in ihrer Panik ein-
gegraben haben, nicht weiterhelfen (vgl. Lk 24,13–35). Am
Ende der dreimonatigen Bibelschule im Sommersemester
1984, ein Jahr vor meinem Ordenseintritt, musste ich dieses Evangelium auf dem Weg von Jerusalem nach Emmaus
auswendig lernen – und kann es bis heute fast wörtlich auf-
sagen. Es ist eines meiner Lieblingsevangelien.

Narben sind Augen! Sie können hellsichtig, einsichtig,
sensibel machen – tun es aber nicht automatisch. So ist es
auch mit Kranken, die auf einen langen Weg zurückschau-
en können. »Wenn wir in der Lage sind, unsere Wunden
wirklich anzunehmen – in der Kraft des Glaubens, im Vertrauen, dass Gott uns auch mit ihnen voll akzeptiert –, sind
sie dadurch schon verwandelt«, so Halík. Und weiter: »Es
bedeutet nicht, dass sie für immer und notwendigerweise
zu schmerzen aufhören müssen – auch alte Narben und
Wunden des Körpers melden sich bei einem bestimmten
Wetter wieder –, sie haben jedoch einen ganz anderen Platz
in unserem Leben und unser Leben selbst ist jetzt schon
voller, ganzheitlicher und reicher.«[74]

»Zeige deine Wunde!« ist nicht nur der geläufige Titel
einer Installation von Joseph Beuys (1921–1986) aus den
1970er-Jahren, die sich im Münchner Lenbachhaus besich-
tigen lässt und als »teuerster Sperrmüll« der Stadt denun-
ziert wurde. Die Aufforderung ist eine Art Motto geworden.
Der Kunsthistoriker Gustav Schörghofer SJ – als Kind aufgewachsen auf der Festung Hohensalzburg (der Vater war
Burghauptmann) –, der viele Jahre Rektor der Wiener Je-

---

74 Tomáš Halík, Berühre die Wunden, 226 f.

suitenkirche war und jetzt Pfarrer in Lainz-Speising ist, war 1993 mein Primizprediger. Er hat dem Motto ein eigenes Kapitel gewidmet, in dem er an zwei Skulpturen am Wiener Stephansdom erinnert, die dem flüchtigen Blick nicht weiter auffallen: In einer Nische der Außenwand der Apsis (»der Zahnwehherrgott«) und am sogenannten Singertor befindet sich Christus als Schmerzensmann.

Schörghofer plädiert für einen neuen Blick auf das Leid, das ja jeden zu jeder Zeit völlig überraschend treffen kann, als Krankheit etwa, als zerbrochene Ehe – »und die Wunde ist offen«[75]. Ich lese da: »Es heißt, ein Christ habe den Tod hinter sich und die Liebe vor sich. Das klingt sehr schön, setzt aber voraus, dass die Liebe aus dem Nichts erstehen kann, etwas völlig Neues, noch nie da Gewesenes. Keine Wiederholung. Keine Wiederkehr des immer Gleichen. Gibt es das? Die Musik nach dem Ende? Sie müsste dann anders sein. Beziehungen müssten anders gelebt werden, Kunstwerke anders aussehen und Priester anders sprechen. In jeder Begegnung müsste das Staunen darüber mitschwingen, dass der Andere da ist. Die Blumen, die Bäume, alles neu. Die Frage ist nur, ob der Einzelne den Mut hat, sie von jenseits des Endes zu erwarten.«[76]

Obwohl ich seinerzeit die theologische Dissertation Karl Rahners von 1936 über den mittelalterlichen Topos der Entstehung der Kirche aus der Seitenwunde Christi (vgl. Joh 19,34) im Rahmen der Ausgabe »Sämtliche Werke« erstediert hatte (1999) und dabei viel theologische Litera-

---

75 Gustav Schörghofer, danke tausendmal, 128–132, 131.
76 Ebd., 132.

tur las[77], hatte ich bei diesem Gedanken ein Aha-Erlebnis: »Eine Wunde kann zum Ursprung von Neuem werden. In der Buchmalerei des 13. Jahrhunderts wird die Geburt der Kirche aus der Seitenwunde Jesu dargestellt (*Bible moralisée*, Österreichische Nationalbibliothek). Daher diese Form der Wunde, einer Vulva ähnlich. Aus dieser Öffnung geht etwas hervor, wird etwas geboren. Etwas, das seinen Ursprung in der Liebe, der Hingabe Jesu Christi hat. Das Bild des Mannes und das Bild der Frau gehen hier ineinander.«[78]

Ein immer wiederkehrender Gedanke bei Papst Franziskus (das mag an dieser Stelle vielleicht überraschen) bewegt mich in diesem Zusammenhang: die von ihm beobachtete Distanz zu den Wundmalen Christi. In seiner Botschaft zum Welttag des Migranten und Flüchtlings aus dem Jahr 2015 schreibt er, es gebe »aufgrund der Schwäche unserer menschlichen Natur ›die Versuchung, Christen zu sein, die einen sicheren Abstand zu den Wundmalen des Herrn halten‹ (Apostolisches Schreiben *Evangelii gaudium*, 270).«[79]

---

77 Vgl. Karl Rahner, E latere Christi. Der Ursprung der Kirche als zweiter Eva aus der Seite Christi des zweiten Adam. Eine Untersuchung über den typologischen Sinn von Joh 19,34, in: ders., Sämtliche Werke. Bd. 3. Bearbeitet v. Andreas R. Batlogg, Edward Farrugia u. Karl H. Neufeld. Freiburg 1999, 1–84 (Text), 428–435 (Editorische Anmerkungen); dazu: Andreas R. Batlogg, Editionsbericht, in: ebd., VII.–XLIII.; ders., Karl Rahners theologische Dissertation »E latere Christi«. Zur Genese eines patristischen Projekts (1936), in: Zeitschrift für Katholische Theologie 126 (2004), 111–130.

78 Gustav Schörghofer, danke tausendmal, 130.

79 Zitiert nach: http://w2.vatican.va/content/francesco/de/messages/migration/documents/papa-francesco_20140903_world-migrants-day-2015.html.

Es lohnt, die Stelle in seinem programmatischen Schreiben nachzuschlagen, das de facto das »Regierungsprogramm« seines Pontifikats ist: »Zuweilen verspüren wir die Versuchung, Christen zu sein, die einen sicheren Abstand zu den Wundmalen des Herrn halten. Jesus aber will, dass wir mit dem menschlichen Elend in Berührung kommen, dass wir mit dem leidenden Leib der anderen in Berührung kommen. Er hofft, dass wir darauf verzichten, unsere persönlichen oder gemeinschaftlichen Zuflüchte zu suchen, die uns erlauben, gegenüber dem Kern des menschlichen Leids auf Distanz zu bleiben, damit wir dann akzeptieren, mit dem konkreten Leben der anderen ernsthaft in Berührung zu kommen und die Kraft der Zartheit kennen lernen. Wenn wir das tun, wird das Leben für uns wunderbar komplex, und wir machen die tiefe Erfahrung, Volk zu sein, die Erfahrung, zu einem Volk zu gehören.« (EG 270)

Auf Distanz gehen, einen Sicherheitsabstand zu den Wunden der Welt, der Menschen einnehmen, fördert Teilnahmslosigkeit und die von Franziskus erstmals auf der Insel Lampedusa (Juli 2013) beklagte »Globalisierung der Gleichgültigkeit«. Die Ränder (»*periferias*«), an welche Franziskus die Kirche schickt und an denen er sie bevorzugt sehen will, sind auch existentielle Peripherien. Dazu gehören Kranke, die im wörtlichen Sinn Verwundete sind und unter Ausgrenzung leiden.

Tomáš Halík wiederum erwähnt auch ein altes tschechisches Osterlied, in dem die Wunden des Auferstandenen besungen werden: »Seine Wunden sind geheilt, sie strahlen wie kostbare Steine.«[80] Und er zitiert dazu Anselm Grün OSB, der für die Festschrift zum sechzigsten Geburtstag von Halík schrieb: »Die Verwandlung der eigenen Wunden in Perlen besteht für mich darin, dass ich meine Wunden als etwas Kostbares begreife. Dort, wo ich verwundet bin, bin ich empfindsamer für andere Menschen. Ich begreife sie besser. Und dort, wo ich verwundet bin, komme ich in Kontakt mit meinem eigenen Herzen, mit meinem wirklichen Sein. Ich verzichte auf die Illusion der Stärke, Gesundheit und Vollkommenheit. Ich werde mir meiner Zerbrechlichkeit bewusst und mit dieser Bewusstwerdung werde ich wirklicher, menschlicher, barmherziger und sensibler. In der Stelle meiner Verwundung befindet sich mein Schatz. Ich komme dort mit mir selbst und mit meiner Berufung in Berührung. Hier entdecke ich auch meine Fähigkeiten. Nur ein verwundeter Arzt kann heilen.«[81]

Es ist doch spannend zu sehen, zu welchen Ergebnissen spirituelle Autoren gelangen, die durchaus auch medizinischen Charakter haben! Gesund sein, gesund werden und heil sein und immer heiler werden, sind nicht ganz dasselbe. Gott will mein Heil!

Wichtig ist auch, nicht Illusionen zu erliegen. Oft ist das scheinbare Heilen von Verwundungen nur ein billiges Zukleistern. Weil man nichts mehr davon wissen will. Manche (Lebens-)Wunden müssen vielleicht auch offen bleiben. Für immer. Da kann man dann nur um die Kraft zum Aushalten bitten.

---

80 Tomáš Halík, Berühre die Wunden, 227.
81 Ebd.

Eine Wunde kann aber auch zum Ursprung von etwas Neuem werden. Was ich mir wünsche: Meine Wunden – die meiner Operationen, die meines Lebens – mit den Wunden Jesu verbinden (lernen) können. Und fruchtbar zu machen für meinen Umgang mit anderen Menschen, vor allem jedoch mit Kranken und mit auf welche Art auch immer Ausgegrenzten. Papst Franziskus ist mir dabei zum Lehrer geworden.

29.
»Das Leben
wieder leise lernen«

Es ist ein großes Wort. Ein schönes. Aber auch ein anspruchsvolles: »Das Leben wieder leise lernen«. Es stammt von der jüdischen Schriftstellerin und Lyrikerin Nelly Sachs (1891–1970). 1966, mit 75 Jahren erst, hat sie in Stockholm den Literaturnobelpreis erhalten. Erst sehr spät, nach Kriegsbeginn, im Mai 1940, konnte sie nach Schweden emigrieren. Der Befehl zum Abtransport in ein Lager lag zu dem Zeitpunkt bereits vor. Viele Jahre musste sie in Schweden unter ärmlichen Verhältnissen leben, sie betreute ihre alte Mutter und arbeitete zeitweise als Wäscherin.

Nach dem Urteil von Jacques Schuster war Nelly Sachs »die erste Schriftstellerin, welche die Schornsteine von Auschwitz zum Thema ihrer Verse machte«[82]. Während andere nach dem Ende des nationalsozialistischen Terrors und dem Zusammenbruch des auf tausend Jahre angelegten Dritten Reichs meinten, nach dem Holocaust könne man keine Gedichte mehr schreiben, setzte Nelly Sachs weiterhin auf die unverbrauchbare und unzerstörbare Kraft dieser literarischen Gattung. Ihr wunderbares Trostwort findet sich unter »Chöre der Mitternacht« in dem Gedicht »Chor der Geretteten«:

---

82 Zitiert nach: www.welt.de/welt_print/kultur/literatur/article6957011/ Stimme-der-Verlorenen.html.

(...)
Wir Geretteten
Immer noch essen an uns die Würmer der Angst.
Unser Gestirn ist vergraben im Staub.
Wir Geretteten
Bitten euch:
Zeigt uns langsam die Sonne.
Führt uns von Stern zu Stern im Schritt.
Laßt uns das Leben leise wieder lernen.
(...)[83].

Weit davon entfernt, meine Situation mit der von Juden in den Gaskammern der nationalsozialistischen Vernichtungslager zu vergleichen: Die Aufforderung »Lasst uns das Leben leise wieder lernen« tat es mir an. Auch wenn sie für diejenigen, die im Frühjahr 1945 der Hölle eines KZs entkommen konnten, eine ganz andere Bedeutung haben musste als für mich, der davon träumte, am Ende seiner medizinischen Behandlung zu hören: Geheilt!

Eine mir unbekannte Frau, die ebenfalls mit einer Krebsdiagnose konfrontiert war und an Weihnachten meinen Text »Ich bin für dich da!« gelesen hatte und seither mit mir korrespondierte, hat mir das Gedicht zugeschickt. Auslöser war mein Text »Wie neu geboren«[84] zu Ostern in „Christ in der Gegenwart" gewesen:

---

83 Nelly Sachs. Gedichte. Hrsg. u. mit einem Nachwort versehen v. Hilde Domin. Frankfurt 1977, 27; vgl. Fahrt ins Staublose. Die Gedichte der Nelly Sachs. Frankfurt 1961, 50–51.
84 Andreas R. Batlogg, Wie neugeboren, in: Christ in der Gegenwart 70 (2018), 151.

Wie neugeboren

Im vergangenen Jahr erhielt ich eine Todesanzeige, in der ein Satz des Theologen Heinrich Fries (1911–1998) zitiert wurde: „Jetzt bin ich nur noch neugierig." Da habe ich aufgemerkt. Neugierig sein auf das, was kommt — danach. Nach meinem Tod. Im Zuge meiner Krebserkrankung, der monatelangen Behandlung mit Strahlen- und Chemotherapie und bisher zwei Operationen, ist mir allerhand durch den Kopf gegangen. Auch der Gedanke: Was ist, wenn alle Stricke reißen und ich sterbe? Mit 55? Glaube ich wirklich, dass ich in Gottes Hände falle? Dass er auf mich wartet? Mit offenen Armen? Meine Eltern waren irritiert, als ich ihnen sagte, ich hätte vor der ersten Operation um die Krankensalbung gebeten: „Du wirst doch nicht etwa ...?"

Ich möchte lieber getröstet sterben als ungetröstet. Und ich glaube an die Auferstehung der Toten! Weil ich Jesus glaube, seiner Verheißung. Auch wenn Tausende sagen: Alles nicht wahr, billige Vertröstung, Betrug, Schmäh! Paulus war sehr direkt, er hat nicht lange herumgefackelt, als er den Korinthern ins Stammbuch schrieb: „Ist aber Christus nicht auferweckt worden, dann ist unsere Verkündigung leer und euer Glaube sinnlos" (1 Kor 15,13–14). Das Unglaubliche glauben (lernen):

Das kann ich an Ostern einüben. Mich entlastet der Glaube an die Auferstehung: Es kommt noch was.

Deswegen darf die Botschaft von Ostern nicht auf ein paar Frühlingsgefühle reduziert werden. Verniedlicht mit Metaphern aus der Natur vom Vergehen und Wachsen. Auferstehung, aufstehen, Leben nach dem Tod — das Unvorstellbare, für viele das Undenkbare, bekennen Christen als das Zentrum ihres Glaubens. Damit steht und fällt alles: Der Tod ist keine absolute Grenze. Was mit dem Gekreuzigten auf Golgota als Erstem passiert ist, ist allen verheißen und angeboten, die sich darauf einlassen: Auferstehung der Toten. Beweisen kann ich das nicht. Glauben kann und will ich es — weil ich Jesus traue.

Der Arzt und Freund, der mir im Herbst das Lebenswort „Jetzt bin ich für dich da!" zugesprochen hat, meinte neulich: „Wenn du die Chemotherapie überstanden hast, wirst du dich wie neugeboren fühlen. Dann wirst du ganz anders leben." Wie neugeboren: Das lässt mindestens erahnen, wie es einmal sein wird. Eine Auferstehung der Toten geht über dieses Gefühl wohl hinaus: Sie meint volles, erfülltes Leben bei Gott. Ein sinniger Wunsch am offenen Grab: Auf Wiedersehen!

Diese Frau und Leidensgenossin schrieb mir: »Alles, was Sie über den ›Trost des Glaubens‹ schreiben, kann ich nur unterstreichen, nicht nur in der jetzigen, sondern in vielen vergangenen Zeiten meines Lebens. Etwas vorsichtig bin ich allerdings mit dem Ausdruck ›wie neugeboren‹. Er meint ja etwas Gutes – aber er verschweigt, dass dazu auch die Mühe des Neu-Lernens gehört, ebenso wie die Notwendigkeit von Menschen, die die ›Hebammendienste‹ auf sich nehmen. Trotzdem werde ich auch diesmal ›das Leben wieder leise lernen‹, wie Nelly Sachs schreibt.«

Solche Zeilen machen mich immer betroffen. Schreibe ich zu schnell? Zu oberflächlich? Verliebe ich mich zu sehr in gute, ansprechende Formulierungen? Und: Was heißt das für mich – wieder ins Leben zurückkehren, neu anfangen, lernen, Schritt für Schritt wieder zur Normalität zurückzukehren? Was ist Normalität? Gibt es die nach vielen Monaten der Therapie überhaupt noch (für mich)?

Meine Sehnsucht nach Trostworten ist groß. Und wurde immer größer. Nicht nach billigen, soften, schnell dahingesagten Worthülsen, auswechselbar, abgegriffen. Es ist die Sehnsucht nach Lebensworten, die wirklich – und wirksam – alltagstauglich sind.

August 2018: Eine Hitzewelle in München, das Organisieren und Einrichten meines neuen Büros und die regelmäßigen Predigten an den Wochenenden – der Kirchenrektor und ich teilten uns am Wochenende sechs Messen auf – nahmen mich in Anspruch. Es war einfach zu viel. Aber ich merkte es erst im Nachhinein. Die Spannung zwischen Helfen-wollen und auf die Signale des Körpers achten ist vorhanden, auch wenn man sie nicht sofort wahrnimmt.

Mein Körper reagierte umgehend. Gnadenlos, wie ich fand. Um mich nach einem Abendgottesdienst in der schwülen Kirche zu erholen, machte ich einen Spaziergang in der Innenstadt. Und »die Schleusen« öffneten sich … Windeln hatte ich keine an. Ich war enttäuscht und verärgert, »mit vollen Hosen« flüchtete ich nach Hause, duschte und holte aus dem Schrank eine von drei übrig gebliebenen Packungen Pants hervor. Ich hatte sie gut verstaut, besser: versteckt.

»Sie wollten doch kürzer treten«, schrieb mir eine Bekannte und erinnerte mich an eine Predigt (zu Mk 6,30–34), die ich im Juli gehalten hatte. Als die Jünger von ihrer Missionsreise zurückkommen und Jesus stolz erzählen, was sie in seinem Namen alles getan haben, lädt er sie ein, sich mit ihm zurückzuziehen, Abstand zu gewinnen, auszuruhen (ἀναπαύσασθε). Das griechische Wort dafür lautet »anapauomai« (ἀναπαύομαι): aufhören, sich ausruhen. Unser Wort Pause leitet sich davon ab: pausieren, Ruhe finden, aufatmen können … Darüber lässt sich im Sommer gut predigen: runterkommen, abschalten, vom Gas steigen. Aber es predigt sich leichter, als dass ein Prediger das auch selber beherzigt und umsetzt. Die Messbesucherin hatte mich kalt erwischt: »Sie wollten doch …«!

Solche »Erinnerungen« tun gut. Ich brauche sie. Vermutlich noch lange. Und immer wieder. Gut, dass es Menschen gibt, die mich an die eigenen Worte erinnern. Unterbrechung, Alltag in Zeitlupe, Abstand, Reduktion, Durchatmen – wie immer man es nennt: Man muss es tun! Aber dieses Tun ist ein (Ein-)Üben. Theoretisch wusste ich ja, dass mein Mitbruder Willi Lambert SJ seit Jahren für »Zeiten des Aufatmens« (Apg 3,20) wirbt, von denen

Petrus in seiner Predigt auf dem Jerusalemer Tempelplatz spricht. Gott lässt Zeiten des Aufatmens kommen! Aber das theoretische Wissen ist das Eine. Das Tun etwas Anderes. Anleitungen gibt es viele[85]. In Angriff nehmen, sich überwinden, tun, üben, wiederholen, integrieren – das muss man selber tun. Und es ist Arbeit, daraus eine Lebenskultur zu entwickeln.

Bei Elija (vgl. 1 Kön 19,1–8) ließe sich dafür lernen – und abschauen: Müde, frustriert, ausgelaugt resigniert der Prophet in der Wüste, legt sich unter einen Ginsterstrauch und will sterben. Er hat genug. Und da taucht im Traum ein Engel auf und fordert ihn auf: »Steh auf und iss!« (1 Kön 19,5) Er wacht auf, sieht ein Stück Brot und einen Wasserkrug neben sich hingestellt, isst und trinkt und schläft wieder ein. Und ein zweites Mal – ein einmaliger Impuls genügt offenbar nicht – taucht der Engel auf: »Steh auf und iss! Sonst ist der Weg zu weit für dich!« (1 Kön 19,7)

Nur wer sich zurückzieht, Orte kennt, an denen es sich abschalten lässt, an denen man zur Ruhe kommen kann, Abstand findet – kann regenerieren. Man muss dabei erfinderisch sein, Fantasie entwickeln, eben Orte schaffen, die zu Biotopen werden, gleichsam Oasen im Alltag, die man immer wieder aufsucht – damit man danach seinen Weg gehen und bewältigen kann und einem unterwegs nicht die Luft ausgeht! »Tagesrationen« sind dabei ebenso wichtig wie Depots, auf die ich zurückgreifen kann …

---

85 Vgl. Willi Lambert, Zeiten zum Aufatmen. Seelsorge und christliche Lebenskultur. Ostfildern 2008.

Wenn ich das nur endlich lernen und nicht nur einsehen könnte! Pause machen, bevor man müde ist oder gar erschöpft[86]! »Das Leben wieder leise lernen« – das ist die eigentliche Herausforderung für Kranke, die nach langer Zeit wieder in den Alltag zurückfinden müssen. Man muss diesen Schritt bewusst tun. Das wurde mir erst allmählich klar.

Nachdem ich im September 2018 – der erste Jahrestag meiner Diagnose war nicht weit entfernt – einen kleinen Zusammenbruch hatte, einige schwierige, schlaflose Nächte, fragte ich meinen Mitbruder Karl, ob ich vielleicht doch schon bald auf das Angebot von Niklaus eingehen und eine Woche in der Schweiz verbringen sollte. Karl schaute mich an, und ich hörte den Satz: »Im November liegen die Felder brach, du brauchst nicht eine Woche, sondern einen Monat oder zwei …«. Und wie schnell ließ sich das organisieren! Nachdem er es mit seiner Kommunität abgeklärt hatte, schrieb mir Niklaus: Herzlich willkommen! Und schlagartig fühlte ich mich leichter und lockerer. Der Wechsel des Rahmens, des Milieus (ja schon das Denken daran!) kann hilfreich sein, um Anspannungen abzubauen.

In seiner als »Gardinen-« oder »Kapuzinerpredigt« in die Geschichte eingegangenen, als regelrechte Kopfwäsche missverstandenen Weihnachtsansprache an die Römische Kurie am 22. Dezember 2014, bei der er fünfzehn Krankheiten aufzählt (ein wahrer Katalog von Krankheiten und Versuchungen)[87], erwähnte Papst Franziskus auch

---

86 Vgl. dazu z. B. Hans Schaller, Iss, sonst wird der Weg zu weit. Mainz 2003, 35–44.
87 Vgl. Andreas R. Batlogg, Der evangelische Papst, 216–228.

»die Krankheit der Totengräbermiene«, die er, wie schon in »Evangelii gaudium« als »theatralische Strenge« und »sterilen Pessimismus« entlarvte. Humor und Selbstironie empfahl er dabei, ja »eine großzügige Dosis gesunden Humors«, um den er selber jeden Tag bete (»es tut mir gut«[88]) – mit dem bekannten, Thomas Morus († 1535) zugeschriebenen Gebet:

Schenke mir, Herr, eine gute Verdauung
und auch etwas zum Verdauen.
Schenke mir die Gesundheit des Leibes
und die nötige gute Laune, um sie zu bewahren.
Schenke mir, Herr, eine einfache Seele,
die alles Gute zu beherzigen weiß
und sich angesichts des Bösen nicht leicht erschreckt,
sondern vielmehr Wege findet,
die Dinge wieder in Ordnung zu bringen.
Gib mir eine Seele, der die Langeweile fremd ist und
die weder Murren noch Seufzen noch Klagen kennt,
noch die übertriebene Sorge um dieses sich breit machende Etwas, das sich »Ich« nennt.
Schenke mir, Herr, den Sinn für Humor.
Gib mir die Gnade, einen Scherz zu verstehen,
damit ich im Leben ein wenig Freude entdecke
und fähig bin, auch den anderen davon mitzuteilen.

---

88 Zitiert nach: http://w2.vatican.va/content/francesco/de/speeches/2014/december/documents/papa-francesco_20141222_curia-romana.html#_ftnref12.

Natürlich kannte ich dieses Gebet, das sich früher auch im »Gotteslob« fand. Bei meiner Diagnose und meinem Tumor im Darm muss ich heute schmunzeln, dass am Beginn um »eine gute Verdauung« gebetet wird. Wer ins Leben zurückfinden muss, kann nicht konkret genug bitten – und beten!

Und es sind ja nicht immer die »großen Worte«, die wichtig sind, oder lange Gebete. Ich rief einmal von der Klinik aus einen Freund an und fragte, wie die freudenreichen Geheimnisse des Rosenkranzes lauten, weil ich mich partout – es war nach einer Operation und ich wollte »fromm« sein – nicht daran erinnern konnte und genervt die Perlen meines Rosenkranzes auf und ab ging. In solchen Momenten half mir eines meiner Lieblingslieder aus dem »Gotteslob« (GL 348). Diese Strophe des aus dem 13. Jahrhundert stammenden Pfingstliedes hat Marie Luise Thurmair getextet:

Du stille Macht, du verborgne Kraft,
Geist des Herrn, der in uns lebt und schafft,
wohne du uns inne, uns anzutreiben;
bete du in uns, wo wir stumm bleiben.
Kyrie eleis.

»Bete du in uns, wo wir stumm bleiben«: Gottes Geist, mein Atem. Der in mir bete(t), wenn ich verstummt bin, keine Worte finde, wenn Tränen meine Worte ersticken …

Ich erinnerte mich mehr als einmal an den früheren Abt von Einsiedeln, Martin Werlen OSB, der im Januar 2012 beim Badminton-Spielen gegen eine Wand knallte und eine schwere Hirnblutung erlitt, die sein Sprachzentrum beeinträchtigte. Wochenlang lag er im Koma. Er musste später in einer Rehaklinik wieder lesen und schreiben lernen. Wie ein Kind. Er brachte keine Worte mehr zusammen. Alles war zeitweise weg. Auch beim Beten. Nicht einmal das Vaterunser brachte er zustande (»obwohl ich wusste, dass ich es kenne. Selbst einzelne Wörter daraus fielen mir nicht mehr ein«[89]). Er verlegte sich auf Atemtechniken! Werlen kündigte ein Jahr später an, nach zwölf Jahren sein Amt zurückzulegen, Papst Franziskus nahm den Rücktritt am 4. Oktober 2013 an.

Wieder ins Leben zurückfinden: einfacher leben, einfacher denken, einfacher beten. Das wäre es!

---

89 Zitiert nach: www.faz.net/aktuell/beruf-chance/beruf/interview-pater-martin-werlen-ueber-karriere-und-mckinsey-13319929.html.

30.
»Das Zeitliche segnen«

Wie geht das: einfacher …? Ich wurde fündig bei Niklaus Brantschen. Er beweist in seinem schon erwähnten Buch, einem Lebensrückblick auf acht satte Jahrzehnte, Humor. Aber bei diesem Telefonat meinte er, was er sagte, nur kam es ganz anders an: Von einem Bekannten gefragt, welches Thema er bei seinem Lebensrückblick gerade bearbeite, antwortete er: »Das Zeitliche segnen.« Und hörte entsetzt: »Um Himmels willen, willst du denn wirklich den Löffel abgeben!« Gemeint war natürlich: »Aber du willst doch nicht schon sterben?«[90]

Wer sein Buch liest, erfährt, dass das mit seiner Kindheit, mit der Bodenständigkeit seiner Herkunft aus den Walliser Bergen unweit von Zermatt zu tun hat. Die alte Redensart »Das Zeitliche segnen« meinte ursprünglich: Auf dem Totenbett, wenn man spürte, dass es zu Ende geht, Gottes Segen auf die Kinder und alles, was man zurückließ (eben: das Zeitliche), herabrufen bzw. erbitten. Heute meint man damit rundweg: abtreten, sterben oder auch, derber ausgedrückt: abkratzen.

Du willst doch nicht etwa … abtreten? Diese Frage habe ich seit September 2017 öfters gehört. Man kann die Frage manchmal in den Gesichtern von Besuchern lesen, auch

---

90 Niklaus Brantschen, Zwischen den Welten daheim. Brückenbauer zwischen Zen und Christentum. Ostfildern 2017, 157.

wenn sie sie nicht aussprechen. Umso aufmerksamer habe ich dieses Kapitel (in der Klinik übrigens) gelesen – nachdem ich zuvor erleichtert festgestellt hatte, dass ich altersmäßig noch nicht der »Noch-Phase«[91] zuzurechnen bin, die sich für einen Achtzigjährigen schon eher stellt als für einen Sechsundfünfzigjährigen (»Gibst du noch Kurse?«, »Hältst du noch Vorträge?«).

In meinem Kinderzimmer in Bregenz hing ein kleines Weihwasserkesselchen an der Tür, in das wir unsere Finger eintauchten, um uns vor dem Abendgebet zu bekreuzigen. Eltern segnen ihre Kinder, wenn sie fortgehen, manchmal mit Weihwasser. In der Familie eines guten langjährigen Freundes im Laternsertal (Vorarlberg) war es selbstverständlich, vor dem Anschneiden mit dem Messer ein Kreuz übers Brot zu zeichnen. Oft habe ich im Bregenzerwald beim Benedizieren, dem Segnen der Alpen, am Beginn der Saison mitgemacht – und damit war der Pfarrer von Mai bis Juni an den Wochenenden so ziemlich »ausgebucht«. Auch knorrige Bauern konnte ich dabei ganz und gar »fromm« erleben – und wehe, wir fanden keinen Termin!

Alltagsrituale – die vielerorts aus dem Alltag verschwunden sind und umso »exotischer« wirken, wenn sie von Menschen erlebt (oder distanziert beobachtet) werden, denen solche Bräuche fremd (geworden) sind: »Das Zeitliche will gesegnet sein vom Überzeitlichen, das Vergängliche vom Unvergänglichen, das Sterbliche vom Unsterblichen.«[92]

---

91 Ebd., 87.
92 Ebd., 158.

Das klingt alles fromm. Aber heute wird mit Engel-Büchern und solchen über Rituale ein lukratives Geschäft gemacht. Auch der sogenannte säkulare Mensch verspürt ein Bedürfnis, im Alltäglichen eine Prise Transzendenz zu erleben, erfahrbar zu machen – oder zu beschwören, wenn man sich schon nicht eingestehen kann, dass es ohne Rituale nicht geht. Sie sind heilsam. Was nach dem Zweiten Vatikanischen Konzil (1962–1965) mancherorts zu schnell oder zu leichtfertig über Bord geworfen wurde, weil es angeblich mit einem zeitgemäßen, »modernen« Glauben nicht »kompatibel« zu sein schien, erweist sich fünfzig Jahre später als Marktlücke! Nicht nur verlegerisch übrigens. Auch menschlich. Was früher Priestern vorbehalten war, wird heute von den neuen Kanzeln – nachmittäglichen Talkshows und TV-Serien – »verkündigt«: Psychotherapeuten, Psychologen oder selbsternannte Heiler als die neuen Hohepriester der aufgeklärten Moderne!

Ohne die Christus-Ikone hätte ich es Ende Oktober 2017, bei meinem ersten Klinikaufenthalt, nicht ausgehalten. Sie gab mir Halt – und der stumme Blick auf mein Gegenüber half dabei, mich ins Unvermeidbare zu fügen.

31.
Bevor ich sterbe ...

Ein Gang zur Apotheke und ein weiterer Besorgungsgang standen an. Sonst hätte ich das Projekt wohl übersehen, obwohl die Utensilien fast eine Woche lang über Nacht bei uns in St. Michael zwischengelagert waren: Das internationale Aktionsprojekt »Before I die« der Künstlerin Candy Chang kam einige Wochen vor Ostern auch nach München. Eine Woche lang wurden im März 2018 in der Fußgängerzone zwischen Stachus und Marienplatz, unweit der St. Michaelskirche – von der hier beheimateten GCL (Gemeinschaften christlichen Lebens), Jesuiten und der Erzdiözese München und Freising mit organisiert –, tagsüber schwarze Tafelwände aufgestellt. »Bevor ich sterbe ...« war weithin sichtbar zu lesen, darunter in kleineren Lettern: »will ich« – und dann Platz, um mit bunter Kreide den Satz zu vervollständigen, etwas zu zeichnen oder bestehende Sätze zu kommentieren.

Passanten sollten angeregt werden, im Vorübergehen darüber nachzudenken, was ihnen vor ihrem Tod noch wichtig ist. Alltagsprioritäten auf dem Prüfstand, reflektiert vor dem Hintergrund der Begrenztheit des Lebens: Worauf kommt es mir an? Was zählt? Sobald die Tafeln, die nicht lange leer blieben, voll waren, wurden sie abgewischt, um neuen Platz zu schaffen. Vorher wurden Fotos gemacht. Die Fotos der vollgeschriebenen Tafeln dienen einer späteren Ausstellung.

Das Projekt spricht Menschen auf der ganzen Welt an: in Dubai genauso wie in São Paulo, Bangkok oder Lissabon. Weltweit wurden in über siebzig Ländern und in beinahe vierzig Sprachen mehr als dreitausend Tafeln aufgestellt – allein in Deutschland in Berlin, Erfurt, Hamburg, Osnabrück, Bremen und Aachen. Die Künstlerin, die zu ihrem Projekt auch ein Buch herausgegeben hat, das einen Teil der »Before I die«-Wände abbildet und deren Geschichten erzählt (es gibt mittlerweile auch eine eigene Website[93]), hatte nicht mit der weltweiten – und anhaltenden – Resonanz gerechnet. Oft wurden einander sehr ähnliche, vergleichbare Wünsche und Träume aufgeschrieben. Es scheint eine transkulturelle und transreligiöse Dimension zu geben, die dieses Projekt auch zu einem Brückenbauer zwischen den Kulturen macht.

Kunst provoziert. Kunst ermöglicht. Kunst sprengt Tabus. Nachdem sie einen geliebten Menschen verloren hatte, war Candy Chang 2011 in New Orleans aufgefallen, wie sehr das Thema Tod tabuisiert ist. Gespräche über den Tod werden oft vermieden. Um diese Sprachlosigkeit zu durchbrechen, strich sie die Hauswand eines verlassenen Hauses mit schwarzer Tafelfarbe und schrieb darauf: »Before I die I want to …«. Mehr nicht. Schon einen Tag später war die Wand total vollgeschrieben mit Gedanken von Passanten: »… to sing for millions, plant a tree, hold her one more time, see my daughter graduate, abandon all insecurities, be completely myself …«. Offenbar wirkte sich die Anonymität des öffentlichen Raumes befreiend aus und ermutigte

---

93 Vgl. www.beforeidie.city.

auch zurückhaltende Menschen, ihre Vorstellungen und Wünsche mit anderen zu teilen.

Hans-Georg Frank, Medizinprofessor in München und Sprecher der GCL-Gruppe, kommentierte das Projekt so: »Dieser ›Stolperstein‹ mitten in der Shopping-Meile möchte einen kurzen Moment des Nachdenkens provozieren.« Nicht erst, wenn der Tod fast schon im Terminkalender steht, sollte dieser thematisiert werden. Es gehe darum, dass das Leben immer und jederzeit aus dem Bewusstsein der eigenen Sterblichkeit mit Sinn erfüllt und gestaltet werden kann. Normalerweise kommt das Thema Tod ja nur an Knotenpunkten des Lebens auf. Das Projekt wolle bewusst eine Spannung aufbauen zwischen einer existentiellen Frage und der konsumorientierten Umgebung der Neuhauser Straße – eine Irritation der Passanten sei durchaus gewollt.

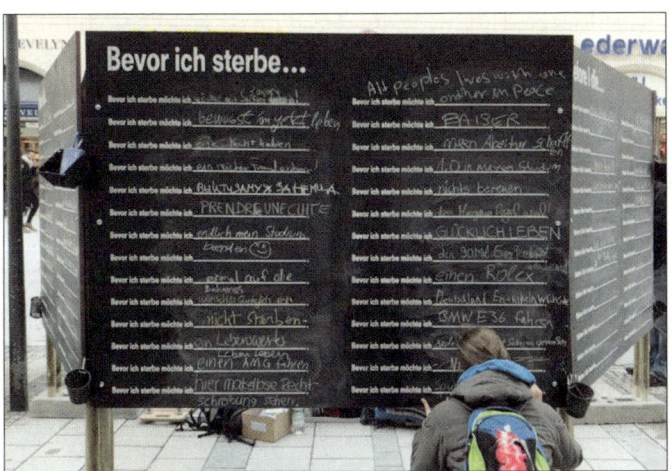

© Ivo Markota

Auch ich bin für einige Zeit stehen geblieben und habe mir einige Wünsche angeschaut. Bis auf wenige blöde Ausnahmen (»mich mit Bier zuschütten«, »einen Joint rauchen«) waren fast alle Sätze ernst gemeint. Was würde ich auf die Tafeln schreiben? Ich ging weiter, ohne mich zu beteiligen. Aber der Satz ging mir nach. Lange. Ich hatte ja genügend Gründe dafür.

Natürlich denkt ein Jesuit sofort an den Vorschlag des heiligen Ignatius aus dem Exerzitienbuch: Man stelle sich vor, man läge auf dem Totenbett (vgl. EB 186: »Als wäre ich in der Todesstunde«) und würde von dieser Situation her sein Leben Revue passieren lassen und beurteilen: »Die Stunde des Todes«, so der in Wien tätige Hospiz-Seelsorger Klaus M. Schweiggl SJ, »erhält damit eine für das ganze Leben bestimmende, ja für das Ganze des Lebens entscheidende Bedeutung zugesprochen. Der ›Zeitpunkt‹ der Todesstunde, der Übergang zu erhoffter (und erbetener) endgültiger Fülle, wird als der ›Punkt‹ gesehen, von dem aus das ganze irdische Leben eines Menschen in den Blick kommt, als erfülltes und damit ›endgültiges‹, um dann überzugehen in die Fülle des Lebens.«[94]

Als ich die Tafeln sah, lag meine große Operation knapp zwei Monate zurück. Mit dem künstlichen Ausgang hatte ich mich inzwischen mehr oder weniger (gut) arrangiert. Ein Termin für die Rückverlegung stand noch nicht fest. Aber die Chemotherapie wurde fortgesetzt. Zwar war die OP für die Chirurgen äußerst zufriedenstellend verlaufen. Aber über den Berg war ich noch nicht. Ob die weiteren

---

94 Klaus Schweiggl, Sterbende spirituell begleiten. Innsbruck 2007, 20.

Chemotherapie-Staffeln jegliches Restrisiko absolut ausschalten würden, konnte oder wollte mir niemand sagen. Man hofft – aber die Angst ist ein ständiger Begleiter. Medizin kann heute viel. Aber jeder Mensch reagiert auf Medikamente anders, und trotz ihrer reichhaltigen Erfahrungen sind auch Ärzte immer wieder vom Krankheitsverlauf überrascht und müssen ihre Prognosen korrigieren.

Wie gesagt: Obwohl ich mich nicht an der Aktion in der Fußgängerzone beteiligt habe, bin ich natürlich ins Nachdenken gekommen. Wenn die Chemotherapie nicht erfolgreich ist, wenn es auf den Tod zugehen sollte: Wen will ich noch einmal sprechen? Mit wem mich versöhnen? Wem noch etwas »stecken«? Was meinen Eltern sagen? Was den Mitbrüdern, mit denen ich Sträuße ausgefochten, mit denen ich schwere Konflikte gehabt hatte? Bei wem wollte ich mich entschuldigen?

Da tauchen ganz schnell sehr konkrete Gesichter und Namen auf! Und das Gespür: Zeit ist endlich. Sie läuft unweigerlich ab. Nutze die Zeit: »Carpe diem!«

Pater Schweiggl schlägt folgende Übung vor: »Stellen Sie sich Ihre gesamte Lebenszeit als ›Ziffernblatt mit zwölf Stunden‹ vor. Versuchen Sie eine Antwort zu geben: ›Wie spät ist es in meinem Leben?‹ Lassen Sie sich die Frage durch den Kopf gehen, bevor Sie die Stunden und die Minutenzeiger der Uhr an der entsprechenden Stelle in das Ziffernblatt einzeichnen. Versuchen Sie dann für sich in einigen Sätzen festzuhalten, was dieser Zeitpunkt für Sie bedeuten könnte, z. B.:

- Jetzt ist der richtige Zeitpunkt, um ...
- Es ist noch zu früh, um ...
- Es ist zu spät, um ...
- Jetzt ist es an der Zeit, dass ...
- Um ... Uhr erwarte ich, dass ...«[95].

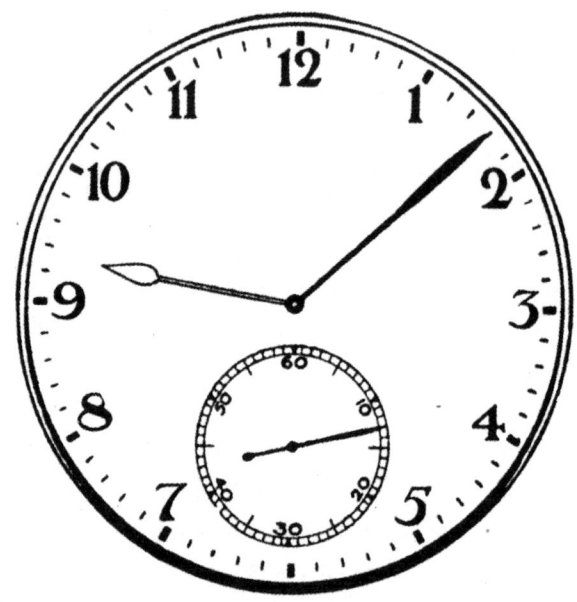

Nicht darum geht es, so zu tun, als stünden der eigene Tod oder der Weltuntergang unmittelbar bevor. Natürlich kann jederzeit ein Ziegel vom Dach fallen und mich erschlagen, ein Auto kann mich auf dem Zebrastreifen ins Jenseits befördern, ein Sekundentod mich ereilen. Es geht darum, in

95 Klaus Schweiggl, Sterbende spirituell begleiten, 30.

dem wachen Bewusstsein zu leben, dass jeder Tag, jeder Morgen, jeder Augenblick der letzte sein kann. Nicht, um völlig gehetzt oder verkrampft zu leben, sondern um die Erfahrung jener ruhigen, in sich ruhenden Gelassenheit zu machen oder mindestens »zu schmecken«, die den Alltag, den Umgang mit anderen Menschen, mit der Umwelt, mit sich selbst ändern kann. Spürbar ändern kann.

Das ist natürlich leichter gesagt als getan. Eine meiner größten Sorgen in der postoperativen Phase (und auch jetzt) bestand (und besteht) darin, wertvolle Erkenntnisse, Begegnungen, Einsichten, die mir durch das Lesen von Gedichten oder beim Beten gekommen waren, in den Alltag hinüberzuretten und dort fest zu etablieren: nicht nur dankbar darauf zurückzuschauen, sondern darauf zu achten, dass sich der Alltag wirklich – und wirksam – ändert. Denn alte Gewohnheiten kommen sehr schnell wieder (der Mensch ist tatsächlich ein »Gewohnheitstier«!) – und damit auch der übliche Trott, der gute Vorsätze ganz schnell vergessen lässt oder verschluckt (und verschlampt). Man ist wieder beansprucht und von allen möglichen Seiten angefragt, allzu schnell versucht, so weiterzumachen wie bisher, obwohl man alles anders machen wollte, bewusster, gelassener.

32.
Körperlichkeit –
und Zeit

Egon Schiele, der österreichische Maler des Expressionismus, starb am 31. Oktober 1918 im Alter von nur achtundzwanzig Jahren – eine bei weitem weniger lange Lebenszeit als bei den beiden anderen bedeutenden Vertretern der Wiener Moderne, Gustav Klimt und Oskar Kokoschka. Seine zu Lebzeiten teilweise als pornografisch geächteten Bilder haben stark mit Körperlichkeit und damit verbundenen Begrenzungen zu tun. Oft geht es bei ihm um Körper, auch den eigenen. Oft sind seine Körper reduziert bis auf Knochengestelle und Totenschädel.

Wenn ich einzelne Bilder mit hageren jungen Männern oder Frauen betrachte, kommen mir sofort Gedanken an Krankheit und Körper in den Sinn. Wie die Krankheit die gesamte Aufmerksamkeit auf den Körper lenkt: Plötzlich dreht sich alles um ihn. Vor einer Krankheit geht man einfach davon aus, dass der Körper funktioniert. Das war eine Selbstverständlichkeit. Nun aber tritt alles vorher Gewohnte in den Hintergrund, und die Tage und Nächte, die Pläne und Träume beherrschen als eiserne Diktatoren den kranken Körper. Für geistig schaffende Menschen ist das ein schwer zu akzeptierender Umschwung. Denn auf einmal muss man sich nur noch mit den körperlichen Begrenzungen beschäftigen und primär mit unschönen körperlichen Themen wie Blut, Ausscheidungen, eitrigen Wunden.

Es kann vorkommen, dass dabei ein Hass auf den eigenen Körper entsteht, verbunden mit Abscheu und Ekel. Dabei soll man sich doch gerade in Zeiten der Krankheit besonders liebevoll dem erkrankten Körper zuwenden! Fragen kommen auf: Bin ich nur diese hilflose Gestalt? Was ist jetzt mit dem geistigen Menschen? Wo bleibt die edle Seele? Dazu kommt das Gefühl der Ohnmacht, des Ausgeliefertseins. Wo bleibt der selbstbestimmte Mensch? Und Glaubenszweifel können auftauchen: Warum ich? Wo ist Gott nun in meiner großen Not?

Eine Kirchenbesucherin von St. Michael, von Beruf aus Linguistin, schickte mir einmal eine Sammelliste mit Idiomen zum Thema Zeit und fügte ein Verb dazu, mein Papstbuch hatte sie darauf gebracht: Zeit haben, sich Zeit nehmen, Zeit sparen, Zeit verschwenden, Zeit vertrödeln, Zeit verplempern, Zeit totschlagen, Zeit vertun, Zeit verlieren, Zeit schinden, Zeit stehlen, Zeit rauben, Zeit finden, Zeit schenken, Zeit gewähren, die Zeit vergessen, Zeit brauchen, Zeit planen, Zeit einteilen, Zeit erbitten, Zeit erhoffen, Zeit bekommen, Zeit kosten (doppeldeutig, auch im Sinn von Ps 34,9).

Könnte Jesus – so fragte sie sich und mich – gesagt haben: »Ich bin (die) Zeit«? Die negativ konnotierten Idiome sind uns geläufiger. Was für ein Bild, was für eine Praxis von Zeit haben wir da? Je länger ich darüber nachdenke, desto stimmiger finde ich es, dass Jesus gesagt haben könnte: Ich bin der Weg, die Zeit und das Leben (vgl. Joh 14,6).

Man kann über die Verbindung von Wahrheit und Zeit lange und hehre philosophische Gedankengänge anstellen. Es gibt einen wesentlichen lebenspraktischen Zusammenhang zwischen Wahrheit und Zeit! Vielleicht betrifft das auch die lange Genesungszeit von einer Krankheit? Was heißt in dem Zusammenhang: Zeit gewinnen? Vielleicht verhält es sich damit ähnlich, wie Jesus formuliert: »Wer sein Leben retten (gewinnen) will, wird es verlieren, wer aber sein Leben um meinetwillen verliert, wird es retten (gewinnen).« (Mk 8,35)

Als am 1. Oktober 2018 die Nobelpreisträger für Medizin bekanntgegeben wurden, horchte ich sofort auf, als ich erfuhr, dass der amerikanische Immunologe James P. Ellison und der japanische Mediziner Tasuko Honjo die Immuntherapie gegen Krebs weitergebracht hätten und dafür ausgezeichnet werden sollen. Früher hätte mich das vermutlich gar nicht weiter interessiert. Jetzt gehöre ich zu denen, die noch am Leben sind – und neue Lebenszeit gewonnen haben –, weil in der Medizin immer wieder Meilensteine gesetzt wurden. In Deutschland hat der Gesundheitsminister eine Debatte angestoßen, die sehr kontrovers verläuft: Muss man einer Organspende aktiv zustimmen oder ihr aktiv widersprechen? Das Thema beschäftigte mich. Früher hätte ich es nur beiläufig wahrgenommen. Nach dem, was ich hinter mir habe, ist mir klar, was ich tun werde! Tun muss, schon aus Dankbarkeit.

Medizin ermöglicht heute vieles. Meine Therapie (neoadjuvant) wäre vor zwanzig, dreißig Jahren gewiss viel schmerzhafter verlaufen. Ich hatte Glück und war ein Gesegneter! Ich bin auf sehr gute, verständnisvolle Ärzte gestoßen. Und hatte von Anfang an einen wunderbaren Freund an der Seite, der mich ärztlich wie menschlich aufrichtete!

33.
Endlich leben!

Bei dem Vorarlberger Caritas-Seelsorger Elmar Simma, der auch als Dozent in der Hospiz-Bewegung tätig ist, las ich: »Wir haben bei der Hospizarbeit einen Leitsatz. ›Endlich leben‹. Wird das ›Endlich‹ betont, dann heißt das, dass unser Leben immer begrenzt und einmal zu Ende ist. Je mehr uns das bewusst ist, umso mehr können wir wirklich ›leben‹, bewusst, dankbar, aufmerksam.«[96] Ein großartiger, heilsamer Gedanke! Er lenkt den Akzent von den Worten »Bevor ich sterbe«, die in Angst versetzen oder in Panik stürzen können, hin zu dem Wunsch »Endlich leben!« Leben, bevor ich sterbe – um einmal versöhnt zurückblicken und dann (geb's Gott!) loslassen zu können in dem Bewusstsein, dass mit dem Tod ein anderes, ein neues Leben beginnt.

Aber es ist eine Anstrengung dafür nötig: Arbeiten an sich selbst! Ein Einüben. Tag für Tag. Sonst bleibt es bei dem berühmten »frommen Wunsch«. Gut gemeinte Vorsätze pflastern unseren Lebensweg, sie werden in Krisen oder Krankheiten gefasst, an Wendepunkten des Lebens – und gehen oft viel zu schnell wieder unter. Mein Wunsch: dass daraus eine tägliche Bitte wird, die (unverzichtbar) zum Tagesablauf gehört wie das Zähneputzen oder die Abendnachrichten im Fernsehen, die ich nicht versäumen möchte!

---

96 Elmar Simma, In den Nebel hinein. Worte der Hoffnung. Innsbruck 2018, 106.

Werde ich einmal allein sterben? Bewusst? Oder komatös? In einer Klinik? Oder unterwegs? Auf der Straße? Oder im Bett? Ich denke dabei an einen Kirchturm im Vinschgau bei einer der Pflichtfahrten von Vorarlbergern nach Südtirol: »Memento homo quia tempus est aurum«. Bedenke, Mensch, dass Zeit Gold ist. Gold ist die Zeit für viele Menschen ja gerade nicht. Aber wertvoll. Denn Zeit läuft ab. Läuft davon. Läuft aus. Zeit ist begrenzt. Unsere Lebenszeit ist begrenzt. *Meine* Lebenszeit ist begrenzt, und vielleicht wird sie nun jäh abgebrochen, längst vor der Zeit, die ich mir eingebildet habe: Dieser Gedanke kam in den Monaten meiner Krankheit oft. Werde ich alt? Oder werde ich zur Lebensmitte sterben? Und wie? Früher wurde regelmäßig »um eine gute Sterbestunde« gebetet – wohl auch Ausdruck der Erfahrung, dass keineswegs immer »schön« gestorben wird. In der ursprünglichen Fassung der Allerheiligenlitanei wird nicht umsonst die Bitte ausgesprochen: »Vor einem jähen und unversehenen Tod – verschone uns, o Herr.«[97]

Immer, wenn ich diese Zeile im Hochgebet der Messe lese, durchzuckt es mich: »Wenn unser eigener Weg zu En-

---

97 (Invocatio ad Christum:) »A subitanea et improvisa morte libera nos Domine.« – Im neuen »Gotteslob« ist die Allerheiligenlitanei bearbeitet und gekürzt worden. Schon in der Ausgabe von 1975 hieß es nur mehr: »Vor einem plötzlichen Tode – befreie uns, o Herr.« Die Bitte kommt im Lied »Aus meines Herzens Grunde« vor, das sich im Evangelischen Gesangbuch (EGB 433) findet. In der 3. Strophe (die im »Gotteslob 86« fehlt) heißt es: »Du wolltest auch behüten mich an diesem Tag vor Teufels List und Wüten, vor Sünden und vor Schmach, vor Feu'r und Wassernot, vor Armut und vor Schaden, vor Ketten und vor Banden, vor bösem, schnellem Tod.«

de geht, nimm auch uns für immer bei dir auf …«. Mein Tod war eine reale Möglichkeit, als ich die Diagnose Krebs erhielt. Denn es war nicht klar, ob Bestrahlung und Chemotherapie, die der Operation vorausgingen, »anschlagen« würden. Also: Ob ich davonkomme, ob ich den bösartigen, faustgroßen Tumor besiege, sprich: Ob ich überlebe. Als ich vor der ersten Operation die Krankensalbung gespendet bekam, war das ein ernster Moment. Ein Augenblick, in dem man mindestens damit rechnet, dass es auch anders kommen könnte – als es gekommen ist. Damals dachte ich: Ich würde schon noch gern zwanzig oder dreißig Jahre weiter leben, aber es liegt nicht in meiner Hand! Von einem Tag auf den anderen kann es aus sein[98].

Während meines Doktoratsstudiums in den 1990er-Jahren habe ich in der Universitätsklinik Innsbruck Dutzenden Menschen die Krankensalbung gespendet. Ich habe viele Patienten sterben sehen, oft furchtbar zugerichtet: im Schockraum, auf dem OP-Tisch. Diese Bilder lassen einen nicht so schnell los. Wie wird das bei mir einmal sein? Tröstlich war und ist für mich nach wie vor: Sterben bedeutet zwar ein Weggehen, ein Weggenommen-Werden. Aber auch ein Ankommen! Christliche Hoffnung, die auf der Verheißung Jesu gründet, heißt: glauben können bzw. glauben lernen, dass da einer wartet, mit offenen Armen, um in einem Bild zu sprechen. »Für immer«, wie wir beten. Weniges hat mich in den vergangenen Monaten – bei allen meinen Ängsten – mehr getröstet! Für immer geborgen, für

---

98 Vgl. dazu meinen dritten kleinen Text: Für immer, in: Christ in der Gegenwart 70 (2018), 418.

immer aufgenommen und für immer angenommen sein: Das erleichtert das Weggehen.

In der Kreuzkapelle der Münchner Jesuitenkirche St. Michael haben wir seit 2016 in der Nacht vom Karfreitag zum Karsamstag nicht (mehr) ein Heiliges Grab im Stil des Spätbarocks, des Historismus oder des Jugendstils mit unzähligen Glasmosaiksteinen oder leuchtenden Kugeln aufgebaut. Gezeigt wird im abgedunkelten Altarraum eine Christusfigur aus Holz im harten Lichtkegel, aufgebahrt wie in einem Leichenschauhaus, von Lampen messerscharf angestrahlt. Der Altar ist hinter einem steril-kaltblauen Vorhang nur mehr zu erahnen. Alles ist auf den Toten konzentriert. Bereit(et) zur Obduktion? Der studierte Kunsthistoriker Georg-Maria Hagemeyer, der in München ein Architekturbüro betreibt, hat diese Inszenierung gestaltet – und riskiert. Proteste nahm er in Kauf, ebenso wie der Kirchenrektor.

Den Seziertisch leihen wir aus der Pathologie der Universitätsklinik, die Lampen werden uns vom Prinzregententheater zur Verfügung gestellt. Am großen Zeh des rechten Fußes hängt ein Original-Pappschild aus der Gerichtsmedizin – ohne Namen. Denn Jesus liegt stellvertretend für uns alle da. Damit trifft Hagemeyer die Zielsetzung des Kirchenrektors, der Vergangenes in die Gegenwart holen möchte. Aber eben ohne kitschiges Brauchtum.

Bei diesem Anblick kann einen frösteln! Die Konzentration auf den am Kreuz jämmerlich zu Tode Gekommenen, der ruhig daliegt, muss man aushalten können und wollen. Erstaunlich viele Besucherinnen und Besucher von Heiligen Gräbern machen seither auch in St. Michael Station

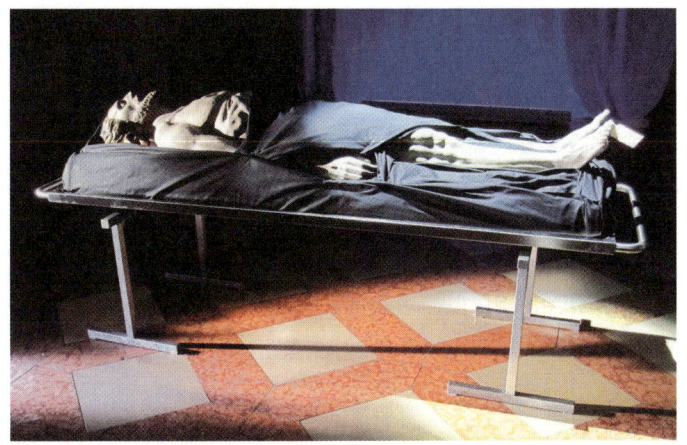

und lassen den toten Christus auf sich wirken. 2018 stellten wir vor den Seziertisch eine große Schale mit den aus der Gründonnerstagsliturgie übrig gebliebenen, restlichen konsekrierten Hostien – an vielen Orten wird traditionellerweise eine Monstranz mit dem Allerheiligsten über dem Heiligen Grab aufgestellt.

Auch ich saß in diesem Jahr einige Zeit vor der Installation – mit meiner Wunde: von der langen Operation gezeichnet, nicht so »fit« wie sonst, ein Krebspatient, dessen Lebenspläne durchkreuzt waren. Ich saß nur da. Tränen kamen. Ich musste mir nichts »vorstellen« oder die »fromme Phantasie« bemühen. Sondern einfach schauen. Dann sah ich mich auf dem Totenbett. Vier Mal war ich auf einem OP-Tisch gelegen in den Monaten zuvor, einmal mit Lokal-, drei Mal mit Vollnarkose. Würde ich den OP-Tisch vielleicht mit einem Seziertisch tauschen müssen? Würde ich später einmal erlöst ausschauen, befreit von Schmerz, von Angst? Würde ich mich einmal in die Hände Gottes geben, mich ganz ihm überlassen können – wie Jesus, der bis zuletzt hoffte, der darauf vertraute, dass der Verbrechertod am Kreuz, die schmachvollste Foltermethode im Repertoire der Grausamkeiten der Römer, nicht das Ende ist?

Unsere Darstellung in der Kreuzkapelle von St. Michael wirkt auf manche Besucher auch abstoßend, ja brutal – und mag ja an eine Prosektur erinnern oder an einen Krimi. Nüchterner Realismus, keine Verniedlichung. Tot ist tot – und Jesus war nicht scheintot! Das muss man auch aushalten (lernen)! Einmal werde ich selber so daliegen – und darf darauf hoffen, dass mir Gott ein »gnädiger Richter« ist, dass er barmherzig mit mir umgeht, mich willkommen heißt und aufnimmt, für immer. Damit aus einem »Leben im Fragment« eine Ganzheit wird, damit Unerlöstes erlöst, Verwundetes heil, Unreifes reif gemacht wird.

Leichter leben, gelassener leben lässt sich meiner Erfahrung nach (mittlerweile) aus dem Bewusstsein des Todes, der Endlichkeit, heraus. Und es geht um beides: *Endlich* leben (im Bewusstsein der eigenen Sterblichkeit) und *leben* (und nicht nur gelebt werden oder dahinvegetieren)!

Nachwort:
Am Ende – am Anfang

Letztes Wort

Gäb mir ein Gott
›zu sagen was ich leide‹,
ich sagte es.
Doch, da er mir's versagt,
versag ich's mir.
– Nur, da ihr fragt,
dies, eh ich stumm verscheide:
Was immer ich geklagt,
ich habe nichts gesagt.[99]

Soweit ist es, Gott sei Dank, bei mir noch nicht. Dem Tod ins Angesicht geschaut habe ich nie wirklich, auch nicht seit dem 25. September 2017. Oder ich wusste es nicht. Welcher Patient kann sich schon ausmalen, vorstellen, was während einer Operation geschieht? Es dauerte lange, bis in den Herbst 2018 hinein, dass ich mir selber eingestehen und auch anderen sagen konnte: Ich schaue besser aus, als es mir geht! Die Krankheit hat viel durchkreuzt. Relativ gemacht. Ob ich über den Berg bin? Mit der Diagnose Krebs muss ich leben, auf mehrere Jahre hinaus. Meine Sabbatzeit wurde storniert – im Frühjahr 2019 darf ich sie nachholen, auf

---

99 Mascha Kaléko, In meinen Träumen läutet es Sturm, 168.

den Spuren Jesu in Israel, wieder, wie vor fünfunddreißig Jahren als blutjunger Student. Noch einmal Mascha Kaléko:

Wie es mir geht
Das ist leichter geseufzt
als beschrieben.[100]

Es geht nicht um schöne Formulierungen. Es geht um Haltungen. Um Einstellungen. Und die müssen geübt werden, eingeübt, Tag für Tag, Woche für Woche, Monat für Monat, bis zum Ende des Lebens.

Wenn man das Lassalle-Haus, das Bildungshaus der Schweizer Jesuiten, ein weit über den Kanton Zug hinaus bekanntes Zentrum für interreligiösen Dialog, verlässt, begegnet man an der Ausfahrt einer Stele. Sie zerstört jede »fromme Illusion«, man gehe nach einem Wochenendkurs – sozusagen imprägniert gegen den Schmerz der Welt – als völlig neuer Mensch zurück in den Alltag. Auf der Stele steht: »Der Weg beginnt jetzt | auf Wiedersehen …«.

So ist es auch »nach« einer schweren Erkrankung. Wer überlebt, spürt schnell: Es beginnt ein Weg. Zu Ende ist nur die Behandlung. Gehen und gestalten muss den Weg jeder Mensch selbst. Der Christ darf hoffen, dass er in Gottes Arme führt. Ich bete darum. Und am Ende, ganz am Ende eines Lebens, am Übergang zu einem anderen, stehen hoffentlich – für immer – die Worte: »Ich bin da – für dich!«

---

100 Mascha Kaléko, Sei klug und halte dich an Wunder, 134.